KB259958

기적의 상상치유

몸과 마음을 살리는
기적의 상상치유

2010년 7월 15일 1판 1쇄 펴냄
2024년 7월 1일 1판 8쇄 펴냄

지은이 이송미
펴낸이 김철종

펴낸곳 한언
출판등록 1983년 9월 30일 제1 - 128호
주소 서울시 종로구 삼일대로 453(경운동) 2층
전화번호 02)701 - 6911 **팩스번호** 02)701 - 4449
전자우편 haneon@haneon.com

ISBN 978-89-5596-577-3   13510

기적의 상상치유

이송미 지음

한언

8년간의 간병이 준
귀한 선물

2001년도의 일입니다. 상상을 통해 난치병을 치유한다는 내용의 책을 처음 접한 것이. 당시 저는 중증 아토피로 고생하시는 어머니를 간병하며 힘든 시간을 보내고 있었지요. 그 어디에서도 명쾌한 해법이 없는 아토피의 치료법을 찾느라, 열심히 책을 보고 있었습니다. 주류 의학서, 생활의학서, 심신의학서, 대안의학서 등 닥치는 대로 책을 읽고 정보를 받아들였지요. 그런데 '상상치료' 라니, 제겐 그저 황당하게만 보였습니다.

'상상으로 병을 치료한다고? 정말 꿈 같은 얘기네! 이런 불가사의한 예외마저 눈여겨볼 여유는 없지!'

당시 저는 가급적 편견을 버리고 실제 임상에서 쓰이는 치료법을 모두 눈여겨보고 있었지만, 상상치료는 바로 뒷전으로 밀어냈습니다. 그렇게 덮어버린 그 '희한한' 치유법의 '무한한' 가치를 알게 된 것은 그로부터 3

년이 지나서였습니다.

어머니는 의식주 전반에서 자연주의 생활을 실천하는 눈물겨운 노력으로 고약한 아토피의 굴레를 벗으셨습니다. 하지만 그 후 암이라는 무서운 진단을 받았지요. 눈물을 삼키며 다시 암 치유법을 공부해야 하는 상황에 이른 것이지요.

간절한 마음으로 이런저런 공부를 하면서 깨달은 점은 질병 치유에서 가장 중요한 것이 바로 '마음'이라는 사실입니다.

생활요법으로 아토피의 굴레를 벗으면서, 저는 그 어떤 질병도 병을 부추기는 생활습관을 바꾸어야 근본적으로 치유된다는 사실을 알게 되었습니다. 그때부터 생활요법 마니아가 되었지요. 바른 식생활과 주생활, 의생활, 운동법, 호흡법, 수면법 등 건강한 생활습관에 대해 계속 공부해서 나름대로 관련 정보를 쌓았고, 긍정적인 마음이 중요하다는 사실도 모르진 않았지요. 그러나 암에 대해 공부하면서, 삶과 죽음을 순식간에 바꿀 만큼 강력한 마음의 힘에 비로소 눈뜰 수 있었습니다. 치유와 건강의 핵심 키워드가 바로 마음이라는 사실을 깨달은 것입니다.

'아무리 좋은 음식을 먹고, 꾸준히 운동하고, 건강에 좋다는 별별 생활을 실천하더라도 마음이 편치 못하면 몸의 병을 부추기는구나!'

'최첨단 의학을 동원해 의학적 관리를 받아도 마음이 지옥이면 치유를 기대할 수 없구나!'

'영양이나 운동, 건강식품은 모르고 살더라도 마음이 진정 행복하다면 건강할 수 있구나!'

물리적 치료법이나 의식주의 관리와는 비교할 수 없는 치유의 힘이

'마음'에 있다는 사실을 알게 되었지요. 그리고 그 마음을 바꾸는 효과적인 방법이 '상상'이라는 과학적인 사실도.

그 무렵 저는 어느 대안의학 병원에서 자원봉사 활동을 하고 있었습니다. 병원에서 불치 진단을 받았지만 병을 이겨내는 수많은 환우들과 만나면서, 마음의 중요성을 다시 한 번 절감하게 되었지요. 기적적으로 치유되고 빠른 차도를 보이는 환우들에게서 찾은 공통분모는 바로 긍정적인 마음이었습니다. 그제야 저는 팽개쳤던 상상치유에 대한 자료를 다시 찾아 공부하기 시작했고, 마음과 생각의 위대한 힘을 만날 수 있었습니다.

아토피, 중풍, 암을 이겨낸 원동력

생각의 힘으로 질병을 치료한다는 사실을 제가 망설임 없이 받아들이게 된 것은, 마음을 본격적으로 연구해서 그 임상효과와 가치를 전하고 있는 오늘날의 과학 덕분입니다. 현대 과학은 우리의 생각이 몸의 세포 조직과 기관에 미치는 생리 작용에 대한 연구보고를 쏟아내고 있습니다. 우리의 생각이 생리학적 메커니즘을 통해 몸 전반에 영향을 미치고, 심지어 타고난 유전자까지 변화시킬 수 있다는 사실을 구체적으로 밝혀내고 있지요.

아픈 환우가 건강해진 자신의 모습을 열심히 떠올리면, 현실과 상상을 잘 구분하지 못하는 뇌는 그 가상의 기쁨을 실제라고 믿고 치유물질을 만들어냅니다. 실제로 기쁠 때 분비되는 호르몬과 신경전달물질이 생성되고, 이들 화학물질은 면역계를 강화하는 생리 작용으로 이어집니다. 즐거운 상상이 곧 생화학 변화를 통해 치유 작용을 촉진하는 것이지요.

상상치유는 이미 외국 의학계에서는 인정받고 활용되고 있는 치료법입니다. 단지 상상하는 것만으로 불치병을 치유한 임상사례도 무수히 많습니다.

또한 물리학계는 우리의 생각에너지가 물질을 만드는 동력이라는 사실을 밝혀냈습니다. 나와 세상을 변화시킬 무한한 힘이 바로 내 안에 있다는 말이지요. 생각의 생리 작용을 해부한 '심리신경면역학'에서부터, 생각한 대로 이루어지는 이유를 밝힌 '양자물리학'에 이르기까지, 오늘날의 과학은 생각을 긍정적으로 바꾸어 마음이 달라지면 곧 몸이 변하고, 자신의 삶 전체를 바꿀 수 있다는 사실을 유쾌하게 전하고 있습니다.

이 멋진 연구결과를 실제 삶에 적용하기 위해, 저희 어머니 역시 마음을 긍정적으로 바꾸고 건강한 이미지를 심는 노력을 하셨지요. 70대 암 환자이신 어머니가 마음을 다스리기 위해 노력한 부분은 크게 3가지입니다.

우선 병에 대한 두려움을 밀어내고 긍정적인 마음을 이끄는 환경을 만들었습니다. 어머니의 금쪽같은 손자인 제 조카 녀석은 항상 어머니를 웃게 만들고 사랑의 감정을 불러일으키는 존재입니다. 다른 지방에 사는 탓에 자주 볼 수 없어서, 대신 녀석의 사진을 방과 거실, 심지어 주방에까지 붙여 어머니가 긍정적인 감정을 가지시도록 만들었지요. 녀석이 서툰 글씨로 삐뚤삐뚤 쓴 '할머니 사랑해요'라는 글귀는 액자로 만들어 어머니 방에 걸어놓았습니다. 녀석의 사진과 사랑의 메시지를 보면서 어머니는 늘 미소를 지으시지요. 손자의 사진과 더불어 '나는 건강하고 행복하다', '건강과 사랑이 충만한 삶에 감사합니다' 등 건강을 확신하는 문구도 크게 인쇄해서 집안 곳곳에 붙였습니다. 어머니는 그 글들을 보시며 자주 소리 내어 읽기도 하십니다.

또 저는 어머니의 희망을 키우기 위해, 불치병을 마음의 힘으로 이겨 낸 수많은 사람들의 기적적인 치유담을 계속 전하기도 했습니다. 의학의 통념을 깨고 불치병을 이겨낸 사람들의 기적 같은 이야기는 제게도 얼마 나 위로와 희망이 되었는지 모릅니다.

긍정적인 정보 제공과 환경으로 인해 어머니의 마음은 조금씩 밝아지 셨지요. 아토피, 중풍, 암이 이어지면서 심신이 지치고 불안하셨던 어머 니는 서서히 암 공포증에서 벗어나실 수 있었습니다.

병에 대한 두려움을 밀어낸 후에는 상상을 통해 낫는다는 믿음을 강화 했습니다. 상상의 치유 원리를 어머니께 설명하고, 완전히 건강을 되찾 은 모습으로 온 가족이 모여 즐겁게 팔순잔치를 하는 모습을 상상하시게 권했지요. 어머니는 매일 건강해진 모습을 상상하고 그 기쁨을 느껴보는 시간을 갖고 계십니다. 상상치유를 실천하시면서 낫는다는 믿음과 긍정 적인 감정이 더욱 강화되어갔지요.

긍정적인 마음을 더욱 키우기 위해 어머니가 즐겁게 몰입할 대상도 찾 았습니다. 마당이 있는 집으로 이사해서 화초와 채소를 기르시게 권했 고, 어머니는 바로 식물을 기르는 재미에 푹 빠져드셨지요. 마당에서 예 쁘게 자라는 꽃들과 쑥쑥 커가는 채소를 보면서 얼마나 즐거워하시는지 모릅니다.

오랜 투병생활로 고통스럽고 우울했던 마음이 평온하고 즐겁게 바뀌 면서, 어머니는 긍정적인 감정이 만드는 치유의 생리 작용으로 빠르게 건강을 되찾으셨습니다. 물론 이 외에도 '자기조절법'이라는 대안요법과 자연주의 의식주, 규칙적인 운동 등의 생활요법을 두루 실천하며 건강을 되찾기 위해 다양한 노력을 했습니다. 저와 어머니가 함께한 8년간의 투병과 간병의 기록은 지난해 펴낸《백만 번째 기적》을 통해 이미 자세하게 전했으므로, 여기에선 이 정도만 소개하겠습니다.

어머니가 아토피와 중풍, 암을 모두 이길 수 있었던 치유의 가장 큰 동력은, 바로 마음을 긍정적으로 바꾸는 노력이었습니다.

난치병 환우들과 소통하며

어머니를 간병한 세월은 저를 변화시켰습니다. 삶에서 진정 소중한 것이 무엇인지를 절감하게 되었고 세상을 보는 눈도 달라졌지요. 어리석은 제가 마음의 위대한 힘에 눈뜰 수 있었던 것은 8년간의 간병이 준 귀한 선물입니다.

직업도 여행 작가에서 건강 작가로 바뀌었지요. 어머니와 제가 그랬던 것처럼, 잘못된 의료 정보와 질병에 대한 고정관념으로 병을 키우는 환우들에게 바른 정보를 전하고 싶어서 건강서를 쓰기 시작했습니다. 머리도 나쁜 제가 매달리기에는 너무 어려운 분야라는 것은 생각지도 않고 뛰어들었지요.

아토피로 눈까지 실명한 환우, 생업마저 포기한 채 은둔해 사는 환우, 병원에서 선고한 시한부 기일만 곱씹으며 죽어가는 환우, 가난으로 치료마저 포기하는 환우들. 그들이 제 눈에 들어온 것은, 그들에게 도움이 되는 책을 만들어야겠다고 생각한 것은 저 역시 질병이 주는 고통을 오래 경험한 환자의 가족이기 때문이겠지요. 병원에서 '불치'라고 말하면 완전히 희망을 접고, 평생 달고 살아야 하는 병이라고 말하면 또 그런 줄 아는 환우들에게, 질병 치유에서 가장 중요한 마음과 생활의 가치를 전하고 '어떤 병도 희망은 있다'는 사실을 구체적으로 전하려는 것이 제가 건강서를 계속 쓰는 이유입니다.

어머니의 난치병을 모두 이겨내고 건강 전문작가가 되어 책을 계속 내면서 종종 환우들로부터 문의전화를 받곤 합니다. 난치병으로 막막한 환우들이 조언을 구해오는 것이지요. 때로는 가슴이 저릴 만큼 절박한 상황에서 연락을 하시는 분들도 계십니다. 그 고통의 무게를 헤아리기에 아는 지식을 총동원해 치유 정보를 전하고 있고, 특히 마음 치유에 대해 비중 있게 설명하고 있지요.

그런데 많은 환우들께서 '보다 실질적인' 이야기를 원하십니다. 이를테면 어디에 가면 치료할 수 있고, 어떤 약이나 건강식품이 좋은지 주로 물어보시지요. 물론 그런 정보도 필요합니다. 하지만 치유의 핵심 키워드는 바로 마음입니다. 완전한 치유를 바란다면 가장 집중해야 할 대상은 자신의 마음입니다.

그러나 대부분의 환우들은 질병을 치료하기 위해서는 부정적인 감정을 풀고 마음의 평화와 기쁨을 찾아야 한다는 '과학적' 사실을 '비과학적' 혹은 '비효율적' 이야기로 받아들입니다. 제가 건강에 대한 공부를 처음 시작했을 때 마음 치유법을 우선순위에서 밀어냈던 것처럼 말입니다.

이 책은 그래서 태어났습니다. 눈에 보이는 뭔가에만 매달려 건강을 찾는 이들에게, 자신을 구해줄 의사를 밖에서 애타게 찾고 있는 환우들에게 '바로 자신만이 자신을 온전히 치유할 수 있다'는 사실을 전하기 위해서 입니다. 용하다는 명의를 수소문하고, 특별한 치료법과 건강식품을 찾아 헤매고, 음식과 운동 같은 생활 관리법을 알아보는 것보다 더 실질적인, 아니 가장 중요한 완치 요법은 바로 마음을 다스리는 일입니다. 그리고 그 마음을 다스리는 과학적 도구가 바로 '상상'이지요.

그런 사실을 밝힌 의학적 연구결과를 독자들이 쉽게 이해할 수 있도록 이 책에 담았고, 상상을 통해 자기 안에 내재된 치유력을 끌어내는 방법도 소개했습니다. 죽음 앞에서도 마음을 바꾸고 상상을 통해 기적적으로 나은 많은 사례들도 실었습니다. 그 사실을 알고 공감하게 되면 '난치'나 '불치'라는 고정관념에 묶여 있던 마음이 비로소 치유의 생리 작용을 시작합니다. '앎'이 바로 '삶'의 강력한 에너지로 작용하게 되는 것이지요.

상상력이 바로 면역력

저는 감히 확신합니다. 낫는다는 믿음을 갖고, 건강해진 자신의 모습을 즐겁게 상상하면 낫지 못할 병은 없다고. 완전한 건강의 기술은 바로 마음을 다스리는 것이며, 마음의 치유력을 효율적으로 끌어내는 방법은 다름 아닌 '상상'이라고.

인류의 오랜 소망인 건강과 젊음을 지키는 과학적 도구 역시 상상입니다. 가장 경제적인 건강법일뿐더러 치료의 한계도 없지요. 우리가 생각할 수 있는 한계가 바로 치유의 한계입니다. 상상이야말로 건강한 삶으로 다시 태어나는 쉽고 빠른 길이지요.

늘 골골하며 사는 허약자들, 평생 병의 굴레에 갇혀 있는 만성질환자들, 난치 및 불치병으로 절망하는 환우들, 엄청난 병원비에 치료를 포기하는 환우들. 그들이 상상치유를 통해 건강을 되찾으시길 바랍니다. 그리고 무병장수를 소망하는 모든 이들이 상상으로 꿈을 이루시길 희망합니다.

상상치유를 통해 완전한 건강을 이루게 되면 삶 전체가 바뀔 수도 있습니다. 생각의 위대한 힘을 깨닫는다면 당연히 삶이 변하겠지요. 당신이 바로 꿈꾸는 대로 말입니다.

contents

| 1 |

의학이 인정한
마음의 치유력

Imagination healing

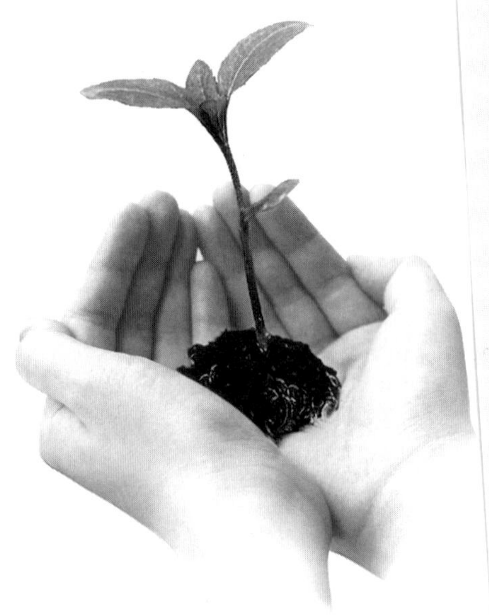

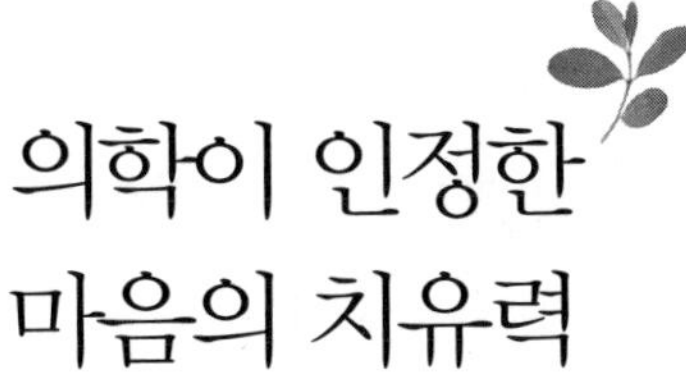

의학이 인정한
마음의 치유력

기적적인 치유의 비밀

미국에서 실제 있었던 일이다. 흉악범에게 팔이 잘리고 외딴 곳에서 죽어가던 한 여성이 있었다. 손목 동맥이 잘린 그녀는 출혈도 없이 먼 거리를 걸어와서 스스로 목숨을 구했다. 수많은 언론의 스포트라이트를 받으며 그녀는 말했다. 자신을 인기 드라마에 나오는 무적의 사이보그라고 상상했다고. 정말 믿기지 않는 얘기다.

그렇다면 이 이야기는 어떤가. '4천 개의 빵을 먹으면 낫는다'는 특이한 믿음을 가진 암 환자가 있었다. 그는 실제 4천 개의 빵을 먹고 난 후 거짓말처럼 암이 치유되었다. 믿을 수 없기는 마찬가지다.

하와이의 어느 정신병원에서는 의사가 환자를 만나지도 않고 단지 차트(진료기록서)만 보면서, 환자에 대한 생각을 정화해서 중증 정신병을 낫게 했다. 그것도 정신병원에 수용된 모든 환자들을 대상으로 말이다. 기가 막히는 얘기다.

기막힌 얘기를 하나 더 하자. 중국의 한 대안의학 병원에서는 '상상 수술'을 통해 암을 제거했다. 의사와 환자가 마음을 모아 악성 종양이 낫는다는 상상에 집중한 결과, 2분 40초 만에 종양은 사라졌고, 그 수술 장면은 전 세계에 알려졌다.

'말도 안 돼. 과장된 얘기겠지. 혹시 조작된 건 아닐까?'

이런 의문이 꼬리를 물게 하는 이야기들이다. 그러나 이 모든 이야기는 실제 학자나 의사에 의해 사실이라고 밝혀진 것이다. 이 외에도 믿기지 않는 치유담은 무수히 많고, 지금도 계속되고 있다.

인류는 오랜 세월 동안 수없이 많은 기적적인 치유담을 만들어냈다. 그러나 우리는 그 특별한 소수의 기적에 별로 눈길을 주지 않았다. 일반적이지 않고, 논리적으로 이해할 수 없다는 이유에서였다. 그러나 이제 과학은 그런 기적이 특정 소수만의 불가해한 일이 아님을 밝히고 있다. 무한한 힘을 가진 마음의 생리 작용이자 양자적 메커니즘이라는 사실을 규명해낸 것이다.

우리의 마음상태가 몸에 미치는 생리 작용을 연구한 심리신경면역학에서부터, 생각에너지가 지닌 무한대의 힘을 밝힌 양자물리학에 이르기까지, 오늘날의 과학은 마음의 치유력을 분석해서 기적적 치유의 메커니즘을 설명한다. 이해하지 못해 '불가사의'하게 여기던 기적의 원리를, 마음이 일으키는 '일반적인' 작용이자 양자 세계의 '보편적' 현상이라고 밝

혀낸 것이다. 이는 곧 우리는 누구나 완전한 치유와 건강을 이룰 수 있다
는 말이다. 이 얼마나 멋진 일인가!

많은 학자들이 인류가 발견한 가장 위대한 업적이라고 말하는 마음의
크나큰 힘을 과학의 메스로 철저히 해부해보자. 그래야만 '불치', '난치',
'허약', '비건강'이라는 고정관념에 갇혀 있던 마음이 해방될 것이다. 마음
상태가 몸에 어떻게 작용하고, 자신을 둘러싼 세상에 어떤 영향을 미치는
지 제대로 이해할 때 우리는 변할 것이다. '아!' 하고 깨닫는 순간, 편견에
묶여 있던 치유 시스템은 스스로 움직이게 된다. 그런 사실을 자각하는
것만으로도 이미 질병의 고통에서 벗어나 치유로 나아갈 것이다.

육식을 즐긴 흡연가의 건강 비결

6년 전 내가 살던 동네에는 고물을 주워서 생계를 꾸려가는 할머니가
있었다. 팔순을 바라보는 연세에도 리어카를 끌고 파지와 빈병을 주우
러 다니셨다. 어머니는 그런 할머니를 가엾게 여기셨고, 종종 반찬을 해
드리면서 각별히 챙기셨다. 그 덕에 자연스럽게 나도 할머니와 친분이
생겼다.

한번은 어머니의 부탁으로 할머니가 사는 작은 방에 가서 찬바람이 들
지 않도록 창에 문풍지를 붙여드렸다. 방에는 햇볕이 잘 들지 않았고, 환
기도 제대로 되지 않아 냄새가 심하게 났다. 그런 열악한 환경에서 할머
니는 김치 하나로 식사를 하고 계셨다. 며칠분의 밥을 한꺼번에 해놓고

시장하실 때마다 드신다고 했다. 할머니의 식생활과 주생활은 그야말로 최악이었고, 거기에 매일 고된 노동까지 하고 계셨다. 그런데도 할머니는 건강하셨다. 그런 생활 속에서 어떻게 건강을 지키시는지 도저히 알 수가 없었다. 건전한 의식주 생활이 건강의 가장 중요한 요소라고 믿고 있던 내게 적잖은 혼란을 주기도 했다.

그러나 나는 얼마 후 할머니의 건강 비결을 알게 되었다. 늘 웃고 계시는 할머니는 그 모습만큼이나 마음이 밝으셨다. 힘드시지 않느냐고 여쭈면 "이 나이에도 내 손으로 먹고살 수 있잖아. 그저 감사할 뿐이지"라고 말씀하셨다. 다리가 아프실 테니 좀 쉬시라고 하면 "피곤하면 밤에 푹 잘 수 있어서 좋아"라고 하셨다. 할머니는 모든 것을 긍정적으로 보고 감사하게 받아들이셨다. 그 평화로운 마음이 건강을 지키는 원동력이었던 것이다.

당시 나는 암 진단을 받은 어머니로 인해 마음의 치유력에 대해 본격적으로 공부를 하고 있었다. 비록 의식주는 엉망이지만 늘 긍정적인 마음으로 건강하게 사시는 그 할머니를 보면서, 심신의학자들이 밤을 새우며 연구한 결과인 마음의 무한한 치유 작용을 직접 피부로 느낄 수 있었다.

신종플루보다 무서운 심리적 스트레스

그 고물장수 할머니와 같은 이들은 우리 주변에 얼마든지 있다. 주위를 한번 둘러보라. 건강에는 무심할 만큼 별다른 노력을 하지 않는데도 건강한 사람이 분명 있을 것이다. 그런가 하면 좋은 환경에서 열심히 운동하고 영양을 챙기며 살아도 아픈 사람들이 있을 것이다. 같은 병에 걸려도 빨리 낫는 사람이 있고, 그 병을 평생 달고 사는 사람도 있다. 불치병이라는 진단을 받고도 멀쩡하게 완치되는 이들까지 있다.

왜 이런 차이가 생기는 것일까? 이 의문은 의학의 역사가 시작된 이래 이어져왔다. 인류의 소망인 건강의 비밀을 알아내기 위해 많은 학자들은 연구를 계속했다.

하버드 의대 출신의 소아과 의사 로저 메이어 박사와 로버트 해거티 박사 역시 '어떤 사람이 병에 걸리는가?'라는 의문을 품고 연구를 했다. 두 의사는 1년간 100명으로 구성된 열여섯 가족을 대상으로 정기적인 조사를 했다. 3주마다 사람들의 목구멍 조직에서 폐렴이나 중이염 등의 원인이 되기도 하는 병원성 연쇄상구균을 관찰했다.

연구 결과, 병원성 연쇄상구균을 보유한 사람들 가운데 52% 이상이 병에 걸리지 않았다. 이것은 병원균이 체내에 있다고 해서 반드시 질병에 걸리는 것은 아니라는 말이다. 그러나 사람들이 스트레스가 되는 사건, 즉 가족 갈등이나 심리적 고민을 겪은 후에는 연쇄상구균으로 인한 질환과 다른 호흡기 질환의 발병률이 4배나 높게 나타났다. 또한 정신적인 스트레스에 만성적으로 시달리는 사람들은 이보다 더 높은 발병률을 보였다. 두 의사가 내린 결론은 이렇다.

"유해 병원균이나 바이러스보다 문제가 되는 것은 심리적 스트레스, 즉 마음상태다."

병원균이나 바이러스가 체내에 들어온다고 해서 반드시 감기나 신종플루 등으로 발병하는 것이 아니라, 마음의 평온함을 잃고 심리적 문제에 시달릴 때 비로소 면역력이 무력화되어 병을 일으킨다는 말이다.

그렇다면 이번에는 어떤 사람이 건강한지를 조사한 한 연구를 보자. 미국 펜실베이니아 주에는 이탈리아 이민자들이 모여 사는 '로제토'라는 마을이 있다. 이곳 주민들의 경우 55세 이하로는 심장마비로 인한 사망자가 없고, 65세 이상에서도 심장마비 사망률이 미국 평균의 절반 수준으로 나타났다. 현대인의 주요 사망 원인인 심장병의 발병률이 평균치의 절반이라는 것은 놀라운 수치다. 그 결과는 단연 의학계의 주목을 받았다. 오클라호마 의대 스튜어트 울프 교수는 로제트 마을의 건강 비결을 알아내기 위해 연구하기 시작했다. 이곳 주민들에게 특별한 유전자가 있거나, 남다른 식생활과 운동법이 있으리라 여겼다.

그러나 연구를 시작하자마자 전혀 예상하지 못한 일이 벌어졌다. 마을 주민들이 날씬할 것이라는 예상을 깨고, 놀랍게도 대부분은 과체중 상태였다. 채식 위주의 식단일 것이라는 예상도 빗나가서, 그들은 대부분 육식과 지방을 많이 섭취하고 있었다. 또한 담배를 즐겼고, 요가나 조깅처럼 건강을 위한 운동은 별로 하지 않았다.

연구팀은 로제토 사람들에게 심장병을 막아주는 특별한 유전적 요소가 있을 것이라고 추측했다. 그래서 미국의 다른 지역에 흩어져 사는 로제토 출신 사람들을 추적해 심장병 발병률을 조사했다. 하지만 그들은 특별나게 건강하지 않았다. 오랜 연구 끝에 울프 교수가 내린 결론은 이렇다.

"로제트 주민들의 건강 비결은 유전, 환경, 식생활, 운동 등 물리적인 것이 아니라 친밀한 유대감이다."

유대감이 강한 공동체를 이루어 서로 정을 나누며 사는 그들의 마음의 힘이, 건강상 위험 요소와 삶의 스트레스로부터 너끈히 건강을 지켜냈던 것이다. 육식을 즐기는 흡연가라고 해도 마음의 평화와 사랑이 있다면 건강할 수 있으며, 건강에서 가장 중요한 것은 바로 마음이라는 사실을 단적으로 보여준 연구결과다.

치유와 건강의 핵심 키워드

이들 외에도 많은 학자들이 치유와 건강의 핵심 키워드가 바로 '마음'이라는 사실을 연구를 통해 밝혀냈다. 캘리포니아 의대 딘 오니시 교수는 20여 년간의 연구를 통해 "마음, 특히 사랑과 친밀감이 건강에 가장 큰 영향을 미친다"고 한다. 유전, 음식, 운동, 약, 수술 등 그 어떤 의학적 요소도 사랑의 마음보다 더 강력한 힘을 내지는 못한다는 것이다.

클린턴 대통령의 주치의로도 유명한 오니시 교수는 약이나 수술 없이, 생활습관과 인간관계를 변화시키는 것만으로 중증 심장병이 치유될 수 있음을 과학적으로 처음 증명한 학자다. 그런 그가 의학적 요소와 생활습관보다 마음을 건강에서 가장 중요한 힘으로 꼽았다. 오니시 교수는 흡연이나 알코올 중독, 운동 부족과 같은 해로운 습관이 있는 사람이라고 해도, 친밀한 인간관계를 유지하면 병이 쉽게 낫는다고 한다. 그러나 아무리 건전한 생활습관을 가진 사람이라고 해도 친밀한 인간관계와 유대감이 없으면, 회복률이 낮고 사망률이 높다는 사실을 오랜 연구를 통해 알게 되었다고 한다.

스탠포드 의대 케네스 펠레티에 교수 역시 절망적인 상태에서 회복한 환자들을 연구한 바 있다. 그는 이 연구를 통해 "건강의 핵심요소는 식사,

운동, 물질적 풍요가 아니라 바로 마음가짐"이라는 결과를 내놓았다.

수많은 의사들이 오랜 임상경험과 연구결과를 바탕으로 마음의 중요성을 강조한다. 완전한 치유와 건강에 이르는 길은 바로 자신의 마음에 있다는 말이다.

감정에 따라 변하는 몸

우리의 몸과 마음은 하나로 연결되어 있다. 이 사실이 본격적으로 밝혀진 것은 1970년대 방대한 양의 신경전달물질과 호르몬이 발견되면서부터다. 이들 생체 화학물질은 우리가 어떤 생각과 감정 상태에 있느냐에 따라 변하고, 몸 전반의 생리 작용에 영향을 미친다.

세계적인 신경과학자 캔더스 퍼트 박사는 몸과 마음을 연결하는 역동적인 정보망을 형성한 생체 화학물질을 가리켜 '감정을 지닌 분자들'이라고 표현한다. 또한 그녀는 "우리 몸의 세포의 분자 수용체가 감정이 보내는 화학적인 반응에 춤을 추듯이 진동하며 반응한다"고 말한다. 생각과 감정이 화학적 메시지로 전환되어 몸 전반에 영향을 미친다는 말이다.

우리가 어떤 생각을 하고 감정을 느끼게 되면, '대뇌변연계'에서 감정을 기록하고 대뇌의 '시상하부'를 자극한다. 시상하부에서는 그 감정과 관련된 신경전달물질과 호르몬이 분비되어 다시 '뇌하수체'를 자극한다. 뇌의 분비샘인 뇌하수체에서는 다양한 호르몬이 분비되어 온몸으로 메시지를 전달한다. 전신의 내분비계를 조절하는 뇌하수체는 온몸의 호르몬 분비에 관여해 몸 전체로 영향을 미친다.

우리가 어떤 생각을 하느냐에 따라 분비되는 신경전달물질과 호르몬이 달라지고, 이 화학 메신저들은 혈액을 타고 불과 몇 초 만에 온몸으로 전해진다. 그리고 몸 전체 세포의 특정 수용체와 결합해 유전자의 단백질 합성에 관여한다. 어떤 단백질이 활성화되느냐에 따라서 몸의 기능은 변한다. 이것이 바로 생각이 몸의 실제가 되는 과정이다.

내분비학자인 디팩 초프라 박사는 "우리의 생각은 번개처럼 순식간에 몸을 변화시킨다"고 한다. 모든 생각은 자동적으로 생리적인 방식으로 전환되어 몸의 물리적 실제를 변화시킨다는 말이다. 그래서 우리는 슬프면 눈물이 나고, 화가 나면 얼굴이 붉어지면서 혈압이 오르고, 불안하면 몸이 떨리고, 신나면 웃음이 나고, 기쁘면 기운이 샘솟는 감정의 물리적 변화를 경험한다.

우리의 생각과 감정은 인체의 생화학 작용을 통해 온몸의 신경계, 내분비계, 면역계에 바로 영향을 미친다. 그래서 캔더스 퍼트 박사는 "우리의 치유 메커니즘은 감정에 지배된다"고 한다. 특정 감정과 직결된 특정 화학물질, 즉 신경전달물질과 호르몬을 통해 온몸의 생리 작용이 변하고, 면역계에 직접적인 영향을 준다는 말이다.

사랑, 행복, 희망, 감사 등의 긍정적인 감정은 면역계를 강화하는 생리 작용을 낳는다. 반면 공포, 불행, 절망, 분노 등의 부정적인 감정은 면역계를 무력화시키는 생리 작용을 낳는다. 감정이 일으키는 생리학적 변화가 결국 건강을 좌우하는 셈이다.

몸과 마음의 연관성을 강조하는 초프라 박사는 "질병이란 마음의 상태가 생리적으로 해로운 변화를 통해 스스로를 표현하는 것과 다름없다”
고 한다. 이것은 심리신경면역학자들의 공통된 생각이다. 심리신경면역
학은 마음과 면역계의 관계를 연구하는 분야이고, 이것을 임상에 적용한
분야가 심신의학이다.

최첨단 심리신경면역학은 말한다. 마음은 발병의 근원적인 뿌리이자
치유의 근원적인 뿌리라고. 마음의 생리 작용을 약이 되게 할 것인지, 독
이 되게 할 것인지는 온전히 자신에게 달렸다고 한다.

질병과 죽음을 부르는 생각

학창 시절, 이웃집 할머니가 폐암 말기로 곧 돌아가신다는 소문이 동
네에 파다하게 퍼진 적이 있었다. 암세포가 폐는 물론 온몸에 퍼져 병원
에서는 치료할 길이 없고, 그 상태라면 6개월을 넘기지 못한다고 했다
는 것이다. 동네 사람들은 모두 할머니를 가여워했고, 우리 집도 마찬가
지였다.

그러던 어느 날, 동네 슈퍼마켓의 평상에 앉아 계신 할머니를 보게 되
었다. ‘6개월 시한부’라는 진단을 받았음에도, 내 눈에는 중병 환자로 보
이지 않았다. 폐암 말기라면 많이 마르고 온갖 증상으로 고통스러워할 것
이라고 여겼는데, 할머니의 모습은 예전과 크게 다르지 않았다. 평소처
럼 건장한 체구에 말씀도 곧잘 하셨다. 간간히 기침을 하시기는 했어도,
무서운 선고를 받았다는 사실이 믿기지 않을 만큼 정정해 보였다. 그러

나 할머니의 얼굴은 몹시 어두웠다. 병원에서 6개월밖에 못 산다고 했다는 얘기를 지나가는 사람들에게 내내 하셨다. 그 후로도 계속 만나는 사람들에게 곧 죽는다는 말만 늘어놓으셨다고 한다.

그렇게 6개월이 지난 어느 날, 할머니는 병원에서 말한 것처럼 홀연히 세상을 떠나셨다. 당시 나는 어린 마음에도 '말이 씨가 된다고 하는데, 매일 죽는다는 말씀만 하면서 죽음을 재촉하신 건 아닐까'라는 생각이 들었다. 그리고 '환자에게 의사는 곧 신'이라는 생각도 들었다.

훗날 어머니를 간병하면서 얻은 심신의학의 지식을 통해, 우리의 생각을 담은 말이 어떻게 씨앗이 되어 몸에 작용하는지 구체적으로 알게 되었다. 그 후 죽는다는 생각에 갇혀 서서히 죽음을 부추겼던 그 할머니를 떠올리곤 한다. 그분이 '6개월 시한부'라는 병원 선고를 받지 않았으면 어땠을까? 아마도 그보다는 오래 사셨을 것 같다.

부정적인 감정의 극단적인 생리 작용

절망과 같은 부정적인 생각은 질병을 키우는 생리 작용을 낳는다. 극단적인 경우에는 한순간에 생명을 앗아가기도 한다.

임상심리학자인 진 악터버그 박사가 전하는 어느 암 환자의 이야기를 들어보자. 그녀는 병원에서 유방암 초기라는 뜻밖의 진단을 받았다. 의료진은 초기에 발견되는 암은 대부분 낫는다는 것을 설명했다. 그러나 그녀에게 암 진단은 곧 죽음의 공포로 다가왔다. 유방암 환자였던 어머니를 오랫동안 간병한 그녀는 암이 얼마나 무서운 병인지 누구보다 잘 알고 있었다. 고통스럽게 운명한 어머니를 떠올리며, 자신이 암 환자라는 사실을 받아들이기 힘들어했다. 암 진단의 충격과 공포감에 사로잡힌 그녀는 결국 진단을 받은 지 불과 몇 시간 만에 사망했다. 그녀를 죽음으로 몰고 간 것은 암이 아니다. 암으로 인한 공포감과 절망감을 이기지 못해 스스로 생리 작용을 멈춘 것이다. 그녀와 같은 극단적인 경우가 아니라고 해도, 중병으로 진단받은 후 정신적인 충격으로 병세가 악화되는 경우는 비일비재하다.

내과 의사 디팩 초프라 박사 역시 부정적 감정에 휩싸여 갑자기 사망한 어느 환자를 소개한다. 그 환자는 40대 남성으로 간간히 경미한 가슴 통증이 있다며 병원을 찾아왔다. 대기업의 임원이었던 그는 정신없이 바빴고, 진료 예약을 하고도 15분을 기다렸다며 몹시 화를 냈다. 초프라 박사는 계속 화를 내는 환자를 진정시키며 진료를 했고, 간단한 검사를 마친 후 불안정한 협심증인 것 같다고 말했다. 그리고 자세한 것을 알기 위해서는 정밀검사를 받는 편이 좋겠다고 덧붙였다. 그러자 그는 그럴 리가 없다며 극도로 흥분하기 시작했고, 그러다 결국 가슴을 움켜쥐면서 쓰러져 그 자리에서 사망했다. 심폐소생술을 시도했지만 소용이 없었다. 병원을 찾은 지 20분 만에 사망한 것이다. 그의 사인은 심근경색, 즉 관상동맥의 경련에 의한 심장발작이 아니었다. 그의 관상동맥은 비교적 깨끗했고 동맥이 막힐 때 나타나는 폐색증도 없었다. 초프라 박사는 그의 죽음에 대해 이렇게 말한다.

"분노, 초조함, 두려움, 지나친 강박관념이 사망의 원인이었다. 강렬한 부정적인 감정이 뇌하수체 부신 제2경추를 통해 스트레스 호르몬을 분비시킴으로써 생리 변화가 일어난 것이다. 몸속에서 일어나는 변화의 물결은 이해하기 힘들 만큼 극적이고 빠르다."

이렇듯 부정적 감정이 지나치면 극단적인 생리 변화와 죽음으로 이어지기도 한다.

당신은 평소 절망이나 분노 같은 부정적인 감정을 달고 사는가? 그렇다면 질병과 죽음을 향해 빠르게 달려가고 있는 셈이다.

두려움, 절망, 분노로 병들다

두려움, 절망, 분노, 불만 등의 부정적인 생각은 면역력을 무력화시킨다. 노벨의학상을 받은 스트레스 연구의 대가 한스 셀리에 박사는 부정적 감정으로 인한 심리적 스트레스가 질병을 악화시킨다는 사실을 처음 밝혀냈다. 그는 실험을 통해, 만성 스트레스에 시달린 쥐는 스트레스 호르몬인 아드레날린 분비선이 매우 비대해지고, 면역체인 T임파구를 만드는 흉선은 매우 작아진다는 사실을 발견했다.

심장박동이 규칙적인 것처럼, 우리 몸에는 체내 환경을 일정하게 유지하는 성질, 즉 항상성이 있다. 체내의 항상성에 문제가 생긴 상태를 과학적으로 스트레스라고 정의한다. 이를테면 심장박동수가 증가하거나 혈압이 상승하면 스트레스 상태에 있는 것이다. 이 스트레스 반응에 관여하는 호르몬을 스트레스 호르몬이라고 한다.

우리가 분노하거나 절망하는 등 심리적인 스트레스를 받으면 노르아드레날린, 아드레날린, 글루코코르티코이드(일명 코르티솔) 같은 스트레스 호르몬과 신경전달물질이 분비되어 바로 온몸으로 퍼진다.

코르티솔은 대뇌 뇌하수체의 지시에 따라 신장 위에 있는 부신피질에서 분비되는 것으로, 간이나 근육에 작용해서 혈당을 증가시킨다. 위험을 감지한 몸이 도망가거가 싸우기 쉽도록 근육에 에너지를 집중시키는 것이다. 그러다 보니 위장 등의 기능은 저하된다.

무서운 맹수가 최고의 스트레스원이었던 원시인류와 달리, 현대인의 스트레스원은 대개 정신적인 것이다. 근육의 혈류량을 늘린다고 해결될 문제가 아니라는 뜻이다. 계속된 스트레스는 오히려 소화기능을 저하시키고, 체내 에너지를 고갈시켜 과로 상태로 만들고, 면역계를 손상시키는 결과를 낳는다.

아드레날린도 인체 전반에 악영향을 미치기는 마찬가지다. 아드레날린은 뇌하수체의 지시에 따라 신장 위에 있는 부신수질에서 분비되는 스트레스 호르몬이다. 아드레날린이 분비되면 심장박동수가 증가하고, 혈관이 수축되어 혈압이 오르며, 콜레스테롤 수치가 높아지고, 혈중 혈소판이 응고되며, 위장 기능이 저하되는 등 갖가지 스트레스 현상이 나타난다. 부정적인 감정이 일으키는 생리 작용은 결국 임파구로 대표되는 면역기능을 저하시켜 각종 질환을 부추기게 된다.

하버드 의대와 이스라엘 병원의 공동 연구팀은 심리적 스트레스를 받을 때 방출되는 아드레날린이 면역계에 어떤 영향을 주는지 알아보는 실험을 했다. 실험에 참가한 이들에게 아드레날린을 주사한 후 면역계의 변화를 관찰한 결과, 주사 후 30분이 지나자 병원균이나 암세포를 공격하는 면역계의 임파구 수가 감소하는 것으로 나타났다. 실험에서 사용한 아드레날린의 양은 일상의 작은 스트레스, 이를테면 큰 고함소리로 인해 불쾌함을 느낄 때 체내에서 방출되는 아드레날린 분비량과 비슷했다. 작은 심리적 스트레스에도 면역기능이 손상될 수 있음을 말해주는 연구결과다. 그렇다면 가족의 죽음, 이혼, 사업 실패, 실직, 인간관계의 갈등으로 인한 절망과 슬픔, 불안, 분노 등은 면역계에 얼마나 타격을 줄지 짐작할 수 있을 것이다.

오스트레일리아 뉴사우스웨일스대학의 바스로프 박사는 실제 슬픔을 겪는 사람들을 대상으로 면역력을 조사했다. 연구팀은 병원에 근무하는 직원들 가운데 배우자와 사별한 26명을 대상으로, 평소와 사별 후 2~6주간 면역 체계의 변화를 관찰했다. 연구 결과, 배우자를 잃은 사람들은 면역계의 유효성을 측정하는 데 결정적 지표가 되는 임파구 기능이 눈에 띄게 저하되었다. 감정적 상실감이 면역기능을 저하시킨 것이다.

임상심리학자인 엘머 그린 박사도 슬픔과 상실감, 무력감 등이 병을 부추긴다는 연구결과를 내놓았다. 백혈병과 림프종 환자들을 대상으로 한 이 연구에 따르면, 많은 환자들이 가족의 죽음이나 실직, 폐경, 은퇴, 가정의 변화 등 상실감을 경험한 후 발병한 것으로 나타났다. 그린 박사는 절망과 무력감, 단절감 등의 심리상태를 초래하는 환경에서 백혈병이나 림프종이 많이 발병한다는 결론을 내렸다.

절망이나 상실감 말고도 우리가 느끼는 부정적인 감정은 무수히 많다. 지금까지 밝혀진 부정적인 감정만도 수십 종에 이른다. 그런 부정적인 감정의 핵심으로 불리는 분노는 많은 학자들이 발병의 주요 원인으로 꼽는 것이다. 미국 듀크대학 정신과 레드포드 윌리엄스 교수는 "분노는 심장

질환을 부추기고, 감염에 대한 저항력을 떨어뜨리며, 암세포를 죽이는 NK세포를 약화시키는 등 면역력을 저하시킨다"고 말한다. 그는 분노에 대한 연구결과를 바탕으로 "분노는 사람을 죽인다"고 단언한다.

심리상태와 질병의 관계를 분석한 미국의 심장전문의 메이어 프리드먼 박사와 로이 로젠먼 박사의 연구결과도 다르지 않다. 그들은 화를 잘 내고 경쟁적이며 적개심이 강한 사람이 그렇지 않은 사람에 비해 심장병과 같은 순환기 질환에 걸릴 확률이 5배 이상 높다고 한다.

어디 심장병뿐이랴! 분노의 감정을 내내 품고 있거나, 두려움과 걱정을 달고 살거나, 절망과 슬픔에 빠져 있다면, 온몸의 신경계와 내분비계, 면역계가 무력화되어 온갖 병을 부추길 것이다.

분노, 두려움, 슬픔, 절망, 상실감, 무력감, 의심, 질투 등의 부정적인 감정이 일으키는 생리 작용으로 인해 우리는 병들고 있다.

기적을 낳은 말 한마디

일본의 외과 의사 다케나카 후미요시 박사가 어느 유방암 환자를 치료할 때의 일이다. 그녀는 수술을 하고 정기적으로 검진을 받았지만, 1년 반이 지나자 암이 온몸으로 전이되었다. 암세포가 뼛속까지 퍼졌고, 회복될 가능성이 전혀 없는 말기 상태가 되고 말았다. 그나마 다행은 통증과 같은 고통스런 증상이 없었다는 것이다. 다케나카 박사는 환자에게 그처럼 절망적인 상황을 바로 알릴 수 없었다. 말할 기회를 찾으며 우선 환자에게 이렇게 말했다.

"이제부터는 치료를 받지 않아도 되니까 집에 가서 푹 쉬시면 됩니다. 만약 통증이 있으면 찾아오세요."

그 후 7년이 지난 어느 날, 박사는 병원 복도에서 건강한 그녀와 우연히 마주쳤다. 그렇게 살아 있다는 사실이 믿기지 않았다. 그동안 어떻게 지냈는지 물었더니 그녀는 이렇게 대답했다.

"선생님께서 집에 돌아가 쉬면 된다고 하셔서 그렇게 했지요. 말씀하신 것처럼 푹 쉬니까 컨디션이 계속 좋아지던데요."

다케나카 박사는 그녀의 방사선 촬영 사진을 보면서 어찌 된 일인지 확인했다. 암이 온몸에 퍼져 있던 7년 전보다 암세포가 많이 줄어든 상태였다. 암이 완전히 사라진 것도 아닌데, 그녀는 그동안 아무런 병세를 보이지 않고 건강하게 살았던 것이다.

그 환자의 건강을 극적으로 회복시킨 것은 의사의 말 한마디였다. 그녀는 "집에서 쉬면 된다"는 말을 곧 "신경을 안 써도 될 만큼 나았다"라고 이해했던 것이다. 자신이 죽음을 앞둔 말기 암 환자라는 사실을 몰랐던 그녀는 평안한 마음으로 의사의 말을 믿으며 하루하루를 건강하게 지냈다.

그 환자는 전문가인 의사의 말을 절대적으로 믿었고, 곧 완치된다는 말에 큰 희망을 품었다. 그런 감정의 긍정적인 변화는 바로 생리 작용으로 이어져, 말기 상황에서도 기적적인 치유를 끌어낼 수 있었다. 디팩 초프라 박사의 말처럼 감정의 변화로 인한 몸의 변화는 번개처럼 빠르고 극적인 것이다.

의사의 말 한마디로 살아난 또 다른 환자의 기적을 보자. 하버드 의대 심장외과의 버나드 론 교수는 한 심장병 환자를 치료하고 있었다. 당시 입원 중이던 그 환자는 최악의 상태였으며, 소생할 가능성이 거의 없었다. 병실을 회진하며 론 교수는 인턴들에게 "완전히 서드 사운드 갤럽을 보이고 있다"고 말했다. 이 말은 환자의 심장이 어떤 치료에도 효과가 없는 말기 상태라는 뜻이다.

하지만 환자는 그날 이후로 빠르게 회복했고, 마침내 완전히 건강을 되찾았다. 병원 의료진은 모두 놀라지 않을 수 없었다. 환자에게 어떤 변화가 있었는지를 묻자, 환자는 웃으면서 대답했다.

"교수님께서 제 심장에 청진기를 대신 후 인턴 선생들에게 말씀하시는 걸 들었어요. 제가 완전한 '갤럽'을 보이고 있다고요. 말이 질주하는 것처럼 활력이 있다는 말이잖아요? 사실 그 전까지만 해도 희망을 모두 잃은 채 이제 죽을 때가 되었다고만 생각하고 있었지요. 인턴 선생들도 포기한 것 같았고요. 근데 교수님의 말씀을 들으면서 제 심장에 아직 힘이 남아 있다는 사실을 알았고, 반드시 나을 것이라고 생각하게 되었어요."

의학 전문용어로 갤럽(gallop)은 심장의 말기 상태를 의미한다. 그러나 환자는 '말이 질주하는 모습'이라는 일반용어로 받아들인 것이다. 결국 그 멋진 오해가 환자에게 희망을 주었고, 그 희망의 생리 작용으로 그는 다시 살아날 수 있었다. 그가 오해한 이미지 그대로, 죽어가던 심장은 활기차게 뛰는 말처럼 회복되었다.

의사의 말 한마디에 살아난 환자들의 이야기는 결국 긍정적인 생각의 힘이 얼마나 강한지 잘 보여준다. 생과 사를 순식간에 바꿀 만큼 막강하다.

사랑, 기쁨, 희망으로 낫는다

9년 전 어머니는 중증 아토피로 밤잠을 제대로 주무시지도 못했다. 밤이면 아토피가 더 기승을 부렸기 때문이다. 참을 수 없는 가려움으로 불면의 밤을 보내면서 어머니와 나는 참으로 많이 울었던 것 같다.

그런데 그 와중에도 가려움을 별로 호소하지 않고 주무시는 날이 있었다. 먼 곳에서 그리운 친구 분이 찾아와 즐겁게 담소를 나누신 날은 신기하게도 다른 날보다 편안하게 주무셨다. 외향적인 어머니는 평소 친구 분들과 어울리기를 좋아하셨는데, 고약한 아토피로 온몸이 상처투성이가 된 후로는 밖에 나가는 것조차 꺼리셨다. 우울하게 투병생활을 하시던 어머니가 반가운 친구 분을 만나 즐겁게 하루를 보내시면서, 그 마음의 변화가 몸에 영향을 미쳤던 것이다.

그때 나는 감정에 따라 체내에서 분비되는 화학물질이 달라지고, 그 화학물질이 면역계에 큰 영향을 미친다는 사실을 제대로 알지 못했다. 하지만 그 일을 계기로 마음의 특별한 치유 작용에 대해 어렴풋이 느끼게 되었다. 그리고 훗날 심신의학을 공부하면서 긍정적인 마음이 가장 좋은 약이라는 것을 구체적으로 알게 되었다. 그런 사실은 한 대안의학 병원에서 난치병 환우들과 함께하면서 더 직접적으로 깨달을 수 있었다.

아토피를 이겨낸 어머니는 그 후 암 진단을 받으셨고, 어느 대안의학 병원에서 얼마간 치료를 받으셨다. 그 대안의학 병원에는 일반 병원에서 치료가 어렵다고 진단받은 난치병 환우들이 모여들었다. 그곳에서 나는 얼마간 자원봉사 활동을 했다. 그러면서 많은 난치병 환우들을 만났고,

죽음 앞에서 절망하는 이들의 고통도 절절히 느낄 수 있었다. 그곳에서의 생활은 나에게 많은 것을 일깨워주었다. 무엇보다 가장 크게 깨달은 것은 다름 아닌 바로 마음의 힘이다.

아토피 탓에 하루 종일 온몸을 긁어대던 꼬마도, 새로운 게임기를 보여주면 거기에 정신이 팔려서 얼마간 긁지 않았다. 아파서 얼굴 한 번 펴지 않고 지내던 말기 암 환자들도 귀여운 아이가 재롱을 부리거나 노래를 부르면 통증을 잊고 박수를 치곤 했다. 기운이 없어 잘 걷지도 못하던 어느 할아버지는 손자를 만나자 어디서 기운이 나는지 손자를 번쩍 들어 안아주시기까지 했다. 어쩌다 환우들이 모여서 즐겁게 윷놀이라도 하는 날이면, 대부분 웃으면서 평소와 다른 생기를 보였다.

마음이 만드는 그 신통한 치유 작용을 생생히 지켜보던 나는 긍정적인 마음이 바로 치유의 원동력임을 확인할 수 있었다.

긍정적인 환자와 부정적인 환자의 치유력

긍정적인 마음은 무한한 치유력을 낸다. 기쁨, 희망, 믿음, 사랑, 감사, 용서와 같은 긍정적인 생각을 하면 체내에서 도파민, 엔도르핀, 엔케팔린, 세로토닌, 옥시토신 같은 신경전달물질과 호르몬이 만들어져 온몸에 전해지고, 면역계의 중심인 백혈구를 강화하는 생리적 변화를 낳는다. 백혈구 가운데서도 특히 병원균과 바이러스를 없애는 T임파구와 B임파구 및 암세포와 바이러스에 감염된 세포를 없애는 NK세포(자연살해세포) 등을 강화한다. 뿐만 아니라 긍정적인 감정은 면역세포를 활성화하는 인터페론의 생성을 촉진시키는 생리 변화를 일으킨다. 임상심리학자인 진 악터버그 박사는 긍정적인 생각과 면역계의 관계에 대해 이렇게 말한다.

"긍정적인 생각을 할 때 분비되는 엔도르핀과 엔케팔린은 진통 효과뿐 아니라 면역력을 강화시키는 역할을 한다. 베타엔도르핀은 면역체인 T임파구를 활성화시킨다. 엔케팔린은 T임파구가 이물질을 공격하는 데 힘을 북돋우고, 활발한 T임파구의 비율도 증가시킨다."

긍정적인 마음이 바로 실제 면역체를 강화하는 몸의 변화를 낳는다는 말이다. 말기 암 환자를 대상으로 한 악터버그 박사의 연구에서도, 긍정적인 마음이 치유의 원동력이라는 사실을 알 수 있다. 이 연구에 따르면 말기 암 환자들은 크게 세 부류, 즉 부정적인 생각으로 치유를 포기한 환자, 두려움으로 방황하는 환자, 낫는다는 긍정적인 생각을 갖고 노력하는 환자로 나눌 수 있다고 한다. 그 가운데, 낫는다는 희망을 갖고 질병과 싸우기 위해 노력하는 환자의 혈액에 면역계의 중심인 백혈구가 더 많은 것으로 나타났다. 악터버그 박사의 말처럼 긍정적인 심리상태가 면역계를 강화시킨 것이다. 면역계가 활성화되면 자연히 병과 싸우는 치유력이 강해지므로 극적인 치유가 이루어진다.

종양학자인 칼 사이먼튼 박사 역시 환자의 긍정적인 생각이 곧 치유력을 좌우한다는 연구결과를 발표했다. 사이먼튼 박사는 미 공군의 의료기관인 트래비스센터와 공동으로 환자 152명의 심리상태를 연구했다. 18개월 동안 환자의 심리상태와 태도가 치료에 미치는 영향을 분석한 결과에 따르면, 긍정적인 생각을 지닌 환자들은 치료 결과가 좋았지만, 부정적인 생각을 가진 환자들의 결과는 좋지 않은 것으로 나타났다. 부정적

태도에도 불구하고 치료에 좋은 반응을 보인 환자는 152명 가운데 단 2명에 불과했다. 이 연구를 통해 사이먼튼 박사는 중요한 사실을 발견했다고 한다.

"질환의 심각성보다 치료에 대한 긍정적 태도가 치료 결과를 더욱 예측하기 쉽게 해준다는 사실을 깨달았다."

그다지 심각하지 않은 병에 걸렸음에도 부정적인 이들에 비해, 중병에 걸렸을지라도 긍정적인 이들이 치료 경과가 좋았다는 것이다. 완치의 여부는 질병의 위중함보다 긍정적인 생각에 달렸다는 말이다.

면역력을 강화하는 긍정적인 마음

긍정적 감정으로 대표되는 '사랑'의 강력한 치유력은 이미 많은 학자들에 의해 입증되었다. 하버드 의대의 데이비드 맥클란드 교수는 사랑의 감정이 면역기능에 어떤 변화를 주는지 실험했다. 실험에 참가한 이들에게 사랑으로 환자를 보살피는 마더 테레사의 영상물을 보여주자, 영상을 본 이들의 타액에 포함된 면역글로불린A의 수치가 현저하게 상승한 것으로 나타났다. 면역글로불린A는 감기와 같은 감염에 대항해 활동하는 면역체다.

더욱 놀라운 것은 마더 테레사의 영상을 보면서 감동을 받은 이들뿐 아니라, '좀 위선적'이라며 무시했던 이들의 면역력도 상승했다는 점이다. 비록 큰 공감을 낳지 않았다고 해도, 우리 모두의 마음을 움직이는 위대한 힘이 바로 '사랑'에 있다는 말일 것이다.

맥클란드 교수는 또 다른 실험에서 사람들에게 누군가로부터 사랑받았던 순간이나 사랑하는 이들을 떠올리게 했다. 그러자 역시 면역기능이 활성화되는 것으로 나타났다. 사랑을 상상하는 것만으로도 면역력이 강화된다는 사실을 증명한 셈이다.

사랑의 치유력을 특히 강조하는 학자 가운데 버니 시겔이라는 의사가 있다. 미국의 외과 의사이자 암 전문의인 그는 항암 치료로 머리카락이 빠진 환자들을 위로하기 위해, 자신도 머리를 완전히 밀고 진료에 임할 만큼 인술(仁術)을 펼치는 의사다. 그는 환자들에게 "무조건적인 사랑은 면역계의 가장 강력한 자극제이고, 사랑의 힘은 무한한 기적을 낳는다"고 강조한다.

시겔 박사의 환자 가운데 말기 난소암에 걸린 여성이 있었다. 그녀는 악성 종양이 폐와 복부 전체로 전이되어 죽음을 앞두고 있었다. 한동안 절망에 빠져 있던 그녀는 죽음을 담담히 받아들이기로 했다. 그리고 병원에서 죽는 것보다 남은 생을 의미 있게 보내야겠다고 마음먹고, 어려운 이들을 찾아가 봉사활동을 시작했다. 열정을 다해 사랑을 나누면서 그녀는 점점 회복되었고, 6개월 후 종양이 완전히 사라졌다는 뜻밖의 진단을 받았다. 사랑이 준 귀한 선물인 셈이다.

시겔 박사는 그녀 말고도 삶에서 참다운 사랑과 영성을 찾아 난치병을 치료한 많은 사람들의 임상사례를 전하며, 사랑의 생리학적 기능을 강조한다. "사랑은 모든 것을 치유하므로 환자들에게 사랑하는 법을 가르치면 자연히 병은 치유된다"고.

이 외에도 사랑이 건강의 원동력임을 밝힌 연구결과는 많다. 미시간대학 제임스 하우스 교수는 10년간 3천여 명을 대상으로 한 연구를 통해,

적극적으로 봉사활동을 하는 사람들이 그렇지 않은 사람들보다 발병으로 인한 사망률이 2.5배 낮다는 것을 발표했다.

스탠퍼드대학의 크리스토퍼 코 교수는 어미 원숭이 곁에서 사랑을 받으며 자란 새끼 원숭이가, 어미와 떨어져 자란 원숭이보다 면역력이 강하다는 연구결과를 내놓았다.

마이애미 의대 출신의 소아 연구팀은 인큐베이터에 있는 미숙아들 가운데 하루 세 번씩 약 5분간 쓰다듬어준 미숙아가 더 빨리 성장한다는 사실을 밝혔다. 연구팀이 '운동감각성 촉각 자극'이라고 부른 그 행위가 다름 아닌 사랑이지 않은가! 단순히 쓰다듬는 것만으로 미숙아의 성장을 50% 가까이 촉진시킬 수 있다는 사실은, 사랑의 놀라운 물리적 힘을 보여주는 연구결과일 것이다.

긍정적인 마음의 치유력에 대한 연구는 셀 수 없이 많다. 구태여 저명한 학자들의 연구결과를 보지 않아도 우리는 모두 경험적으로 알고 있다.

자신의 삶을 돌이켜보라. 삶이 즐겁고 사랑이 충만했을 때 얼마나 건강하고 생명력이 넘쳤는지를! 그 건강은 바로 긍정적인 마음이 만든 생리 작용의 결과였다. 삶의 질곡 속에서도 마음을 긍정적으로 다스릴 수 있다면, 그것이 바로 무병장수를 위한 으뜸 전략일 것이다.

자연 치유된 사람들의 공통분모

임상심리학자인 엘머 그린 박사는 암이 자연 치유된 400여 명의 환자들의 사례를 찾아 그들이 완치된 이유를 연구했다. 현대인의 목을 죄고 있는 무서운 암을, 그것도 별달리 의학의 힘을 빌리지 않고 자연적으로 치유했다는 것은 놀라운 일이 아닐 수 없기 때문이다.

연구 결과, 어떤 이는 인삼엑기스를 열심히 먹었고, 어떤 이는 포도즙을, 심지어 어떤 사람은 빵 4천 개를 먹으면 낫는다고 믿고 그대로 실천해 진짜로 나은 경우도 있었다. 또한 고산지대에 살면 암이 치료된다고 믿고 실천한 사람도 있고, 종교에 의지해 자연 치유된 사람도 있었다. 너무나 다양한 방법이었고, 공통점을 찾기가 힘들었다. 그린 박사가 오랜 연구 끝에 내린 결론은 이렇다.

"가장 중요한 것은 어떠한 방법을 쓰느냐가 아니라, 나을 수 있다는 신념이 얼마나 강하냐이다. 의학의 도움 없이 암을 자연 치유한 환자들은 자신이 살아날 수 있다는 확고한 믿음을 가진 사람들이었다."

반드시 낫는다는 '믿음'이 그들에게서 발견된 공통분모라는 말이다. 설령 병원에서 '불치' 혹은 '죽음'을 선고받았어도, 낫는다는 믿음이 있으면 자신의 병과 삶을 긍정적으로 보게 된다. 긍정적인 감정은 당연히 치유를 촉진하는 생리 작용을 낳는다. 또한 식이요법이든 대체요법이든 자신이 신뢰할 만한 치료법을 찾아낸다. 긍정적인 감정에서 빼놓을 수 없는 믿음은 이렇듯 환자들에게 더없이 중요한 치유 요소다. 어떤 절망적인 상황에서도 낫는다는 확고한 믿음만 있으면, 그 확신만으로도 치유를 유도한다.

믿음의 치유력은 이미 의학적으로 증명된 이론이다. 프랑스의 약사인 에밀 쿠에가 말한 플라시보 효과가 그 대표적인 예다. 쿠에 박사는 팔던

약이 떨어지자, 약을 달라며 호소하는 이들에게 어쩔 수 없이 유효성분이 없는 약을 내주었다. 그런데 가짜 약을 먹은 사람들이 효과가 있다며 계속 약을 찾았다. 그것을 보면서 쿠에 박사는 '플라시보 효과(placebo effect, 위약 효과)'라는 이론을 만들었다. 병에 아무런 효과가 없어도 효과가 있는 약이라는 믿음을 심어주면, 실제 치유 작용이 있다는 말이다. 위약 효과는 결국 긍정적인 마음의 힘이 얼마나 중요한지 잘 보여준다.

'낫는다'는 믿음의 치유력

플라시보 효과를 증명하는 임상연구는 많다. 하버드 의대의 헨리 비처 교수와 루이스 라자냐 교수는 수술 후 생기는 통증에 대해 플라시보 효과가 있는지를 연구했다. 일부 환자들에게는 통증을 진정시키는 진짜 모르핀을 투여했고, 다른 환자들에게는 위약을 제공했다. 그 결과 모르핀을 처방받은 그룹에선 52%가 통증이 줄었고, 위약을 받은 그룹에서도 40%가 통증이 줄었다. 이는 위약이 모르핀의 3/4에 이르는 효과를 낸다는 말이다. 또한 연구팀은 통증이 심할수록 플라시보 효과가 크다는 사실도 발견했다.

플라시보 효과는 약뿐 아니라 수술에서도 나타난다. 텍사스의 한 의료팀은 무릎이 아픈 환자들에게 내시경을 이용한 무릎관절 수술을 시행했다. 환자를 세 그룹으로 나누어 첫 번째 그룹은 무릎관절을 긁어내는 수술을, 두 번째 그룹은 관절을 세척하는 시술을, 세 번째 그룹은 아무것도 하지 않는 가짜 수술을 했다. 비록 가짜 수술이지만 실제 수술할 때처럼 환자를 마취시키고 무릎에 작은 수술 상처를 내어 수술을 한 듯 꾸몄다. 그런데 놀랍게도 수술한 지 2년 후 가짜 수술을 받은 이들은 고통 없이 살고 있었다고 한다.

〈뉴욕타임스〉에 실려 화제가 된 이 가짜 수술 이야기는 플라시보 효과가 약이나 수술 등 모든 의학적 치료법에 적용된다는 것을 말해준다. 치료에 도움이 되는 의학적 처치를 했기 때문에 나을 것이라는 환자의 믿음, 즉 긍정적인 마음이 일으키는 치유 작용이 곧 플라시보 효과다.

어쩌면 치료법 자체보다 낫는다는 믿음의 치유 작용이 더 큰 효과를 내는 것인지도 모른다. 이는 곧 낫는다는 믿음이 환자들에게 가장 필요한 약이라는 말이다.

치유력을 키우는 과학적 도구, 상상

수많은 의학자들이 과학적 연구를 통해 증명했듯이 치유와 건강의 열쇠는 바로 마음에 있다. 부정적인 감정을 밀어내고 건강에 대한 믿음과 사랑, 기쁨, 감사 같은 긍정적인 감정을 되찾으면 자연스럽게 치유 작용이 일어난다.

상상은 마음을 긍정화하는 과학적인 도구다. 상상을 통해 실제 긍정적인 감정과 치유력을 높이는 생리 작용을 만들 수 있기 때문이다. 뇌과학자들이 밝힌 이론에 따르면, 우리의 뇌는 현실과 상상을 잘 구분하지 못한다고 한다. 우리가 무언가를 상상할 때와 그 일을 실제로 할 때, 뇌의 유사한 부분이 활성화된다는 것이다.

하버드대학 스테판 코슬린 교수는 상상할 때와 직접 눈으로 볼 때의 뇌 메커니즘이 동일하다는 연구결과를 발표했다. 코슬린 교수는 실험에 참가한 8명에게 그려진 막대의 길이를 서로 비교하라는 과제를 주고, 그림을 실제로 보고 있을 때와 상상할 때의 뇌 활동을 분석했다. 그 결과 상상을 할 때도 뇌의 시각피질이 활성화되어, 실제로 망막을 통해 들어오는 시각정보를 처리할 때와 같은 반응을 보이는 것으로 나타났다. 상상과 실제 자극이 뇌에서 동일하게 처리된다는 것을 보여준 연구결과다.

1970년 이후 PET(양전자방출단층촬영장치), fMRI(기능성 자기공명영상장치) 등 첨단 영상기기가 등장하면서 생각의 변화에 따른 뇌의 움직임을 측정할 수 있게 되었고, 뇌가 상상과 현실을 잘 구분하지 못한다는 사실이 속속 밝혀지게 되었다. 또한 상상이 뇌의 관련 부위를 자극해 자율신경계와 내분비계에 바로 영향을 주고, 실제 뇌파, 혈압, 체온, 근육 등 인체 전반에 직접적인 영향을 미친다는 것도 측정할 수 있게 되었다.

우리가 뭔가를 상상하면, 현실과 가상을 구분하지 못하는 뇌는 상상에 반응하는 생리 작용을 낳는다. 이를테면 상상으로 기쁜 일을 떠올리면, 그것이 마치 현실의 경험인 양 뇌는 생화학적 변화를 통해 기쁨의 화학물질을 쏟아낸다.

앞에서 소개한 '사이보그라고 상상한 여성'의 이야기로 돌아가 보자. 영화에서나 나올 법한 이 이야기는 실제 1980년대 초 미국에서 있었던 일로, 당시 크게 화제가 되기도 했다. 한 흉악범에게 팔이 잘리고 외딴 곳에 방치되었던 그녀는 손목 동맥이 잘렸지만 출혈도 없이 살아났다. 자신을 텔레비전 드라마에 나오는 무적의 사이보그라고 상상했다는 것이 그녀의 설명이다. 스스로 초능력자라는 생각이 일종의 자기 최면으로 작용해 무의식에서 출혈을 막는 생리 작용을 일으켰던 것이다.

이런 극적인 경우가 아니어도, 우리는 상상만으로 몸의 변화를 느낄 수 있는 경우가 있다. 레몬을 생각하면 입안에 침이 고이고, 공포영화의 한 장면을 떠올리면 소름이 돋기도 한다. 긴장된 상황을 생각하면 심장이 빨리 뛰고, 그리운 사람을 만나는 상상만으로 기운이 나기도 한다. 이 모두가 우리의 뇌가 마치 실제 경험인 것처럼 반응하기 때문이다. 상상 임신의 경우도, 아이를 원하는 간절한 생각이 입덧을 일으키는 등 진짜 임산부와 같은 생리 변화를 보이는 것이다.

뇌의 착각을 긍정적으로 이용하면

상상과 실제를 잘 구분하지 못하는 우리의 뇌는 단순한 시각정보에 착각을 일으키기도 한다. 환상사지의 시각화 실험을 통해, 뇌의 그러한 특성을 알 수 있다.

사고로 팔과 다리를 잃은 후에도 그 부위가 존재하는 것처럼 느끼는 것을 '환상사지'라고 한다. 실제로 사고를 당한 후 환상사지를 경험하거나 통증까지 느끼는 환지통(幻肢痛)으로 고통 받는 이들도 있다. 뇌가 절단된 부위를 여전히 존재한다고 여기기 때문에 나타나는 현상이다.

뇌과학계의 '셜록 홈스'라고 불리는 빌라야누르 라마찬드란 박사는 환상사지의 치료를 위해 가상현실 상자를 고안했다. 상자 가운데 거울을 만들어 건강한 쪽의 손을 넣으면 그 손이 반사되어 마치 반대편에 환상 손이 있는 것처럼 보이는 거울 상자를 만든 것이다. 환자가 건강한 팔을 상자에 넣으면 실제로는 거울에 비친 정상적인 팔을 보고 있지만, 시각적으로는 건강한 두 팔을 보고 있는 것 같은 착시를 일으킬 수 있다. 두 팔이 자연스럽게 움직이는 모습을 보여줌으로써 뇌를 착각하게 만드는 것이다.

실제로 환상 팔의 마비감을 호소하던 환자가 거울 상자를 통해 자연스럽게 움직이는 두 팔을 보면서 순식간에 마비감에서 해방된 사례도 있다. 환상 손이 주먹을 꽉 쥐고 있어 늘 경련을 느꼈던 한 환자는, 거울 상자를 통해 주먹을 풀고 자연스럽게 움직이는 자신의 손을 보며 경직된 느낌이 사라지는 경험도 했다. 이 거울 상자는 시각적 피드백을 제공함으로써 존재하지 않는 환상사지의 가상 통증을 없애는 데 이용되고 있다.

라마찬드란 박사의 거울 상자 연구를 통해, 우리의 뇌가 단순히 시각적 이미지만으로도 착각을 일으켜 몸의 생리 작용이 변한다는 사실이 밝혀졌다. 뇌의 이런 착각을 좋은 방향으로 이용하면 얼마든지 우리가 원하는 것을 유도할 수 있다. 거울을 통해 자신의 웃는 모습을 보여주고, 행복한 이미지를 떠올리고, 건강한 모습을 상상하면서 말이다.

실제와 상상을 구분하지 못하는 뇌

의료 최면 분야의 세계적인 권위자인 밀턴 에릭슨 박사는 상상을 통해 역경을 이겨내고 독창적인 치료법을 만든 정신의학자다. 그는 사춘기에 소아마비를 앓았다. 걸을 수도 없이 누워만 있던 그에게 하루하루는 고통스럽고 지루하기만 했다. 그러던 어느 날, 상상으로나마 걸어가는 자신의 모습을 떠올려 보았다. 그런데 상상을 하자마자 마비된 근육이 꿈틀거리는 것을 느낄 수 있었다. 그때부터 그는 상상력을 이용해 근육을 움직이는 법을 스스로 익히기 시작했다. 투병 기간 동안 상상을 통해 마음의 힘을 통찰할 수 있었던 그는 훗날 독창적인 최면치료법을 만들어 많은 난치병 환자들을 치료했다. 최면치료도 상상의 힘을 이용하는 치유법이다. 몸이 구체적으로 반응을 보이는 선명한 정신적 이미지를 만들어내는 것이 바로 최면이다.

미국 클리블랜드병원의 신경과학자 광예 박사는 단지 상상만으로도 근육을 강화할 수 있다는 사실을 실험을 통해 증명했다. 실제로 근육운동은 하지 않은 채 생각만으로 근육을 강하게 수축시키는 상상 훈련을 4개월간 계속한 결과, 실험에 참가한 이들이 모두 15% 정도 근육이 강화된 것으로 나타났다. 우리의 뇌는 신체 훈련과 상상 훈련을 구분하지 못한다. 그래서 운동을 상상하는 동안, 관련된 뇌 기능이 활성화되어 근육을 키우라는 명령을 운동피질로 보내고, 운동피질은 그 명령을 받아 각 근육에 강화 지시를 내려 실제로 근육이 강화된 것이다. 상상만으로도 신체 훈련의 효과를 낸 것이다.

실제와 생생한 상상을 구분하지 못하는 뇌 기능을 이용하면 근육을 키울 수도 있고, 가상의 치유를 통해 실제로 치유물질을 만들 수도 있다. 또 긍정적인 감정을 더욱 강화해서 완전한 건강을 이룰 수도 있다. 진 악터버그 박사는 상상의 치유력에 대해 이렇게 말한다.

"상상은 현대 의학도 하지 못한 놀라운 생리학적 변화를 일으킨다. 의학의 한계를 넘어서는 커다란 치유의 힘이 바로 상상에 있다."

마음을 긍정화하고 자연 치유력을 극대화하는 가장 쉽고도 강력한 도구가 바로 상상이라고 한다. 상상력은 곧 치유력이다. 치유된 모습을 생생히 상상할 수 있다면 낫지 못할 병은 없을 것이다.

| 2 |

생각에너지의
무한한 힘

Imagination healing

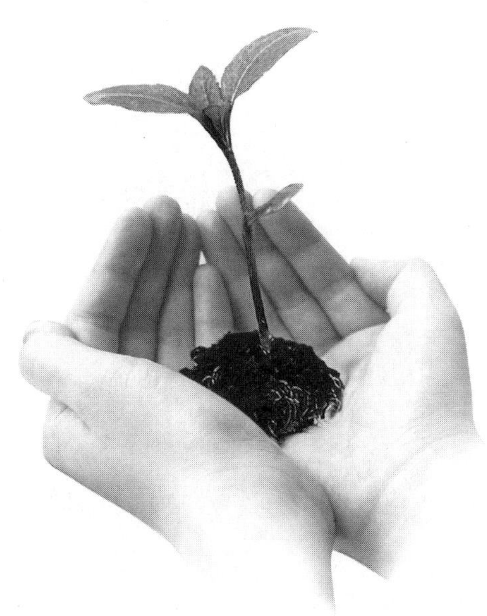

생각에너지의
무한한 힘

양자물리학이 밝힌 기적의 원리

샌프란시스코종합병원의 심장전문의 랜디 비어드 박사는 타인이 해주는 기도가 실제로 치유에 도움을 주는지 알아보기로 했다. 그래서 병원에 입원 중인 관상동맥 질병 환자 393명을 두 집단으로 나누어, 한 그룹의 환자들에게만 기도를 해준 후 차이가 있는지 분석했다. 기도를 해주기 위해 실험에 참가한 이들은 환자를 따로 만나지 않았고, 단지 환자의 이름과 병명만 알고 각자 집에서 기도를 했다. 공정한 연구를 위해, 비어드 박사도 누가 기도를 받는 환자인지 몰랐고, 환자들도 그런 사실을 모른 채 연구는 진행되었다.

연구 결과, 입원 초기에는 병세가 같았던 환자들 가운데 기도를 받은 그룹의 환자들이 합병증이 적은 것으로 나타났다. 관상동맥 질환이라면 고혈압, 심장병, 동맥경화 등 관련 병들이 줄줄이 이어지고 여럿 이상이 확산되기 마련이다. 그런 이들에게 합병증이 적게 나타났다는 것은 매우 긍정적인 결과인 셈이다. 그것도 단지 남이 기도를 해주는 것으로.

이 연구결과는 우리의 생각이 단지 자기 몸의 생리 변화를 이끄는 것뿐만 아니라, 타인에게도 영향을 준다는 사실을 말해준다. 곧 우리의 생각이 특별한 에너지로 세상에 작용한다는 말이다. 생리학과 의학을 넘어, 물리학의 눈으로 생각의 힘을 이해할 때 비로소 그 가치를 제대로 알 수 있을 것이다.

생각의 무한한 영향력을 가늠케 하는 또 하나의 실험을 보자. 1983년 미국 아이오와 주에서는 7천 명이 참여하는 대규모 명상대회가 열렸다. 집단 명상을 통해 실제로 사회를 변화시킬 수 있다고 주장한 초월명상(TM)의 창시자인 마하리시 마헤시의 제안으로 이루어진 실험이었다. 마하리시는 인구의 1%가 평화 명상을 하면, 그 마음의 에너지가 물리장에 영향을 주고 사회에도 긍정적인 영향을 미친다고 했다. 사회문제가 줄어들 것이라는 말이었다.

세계 언론의 큰 관심을 모은 이 명상 실험의 결과는 마하리시가 주장한 대로였다. 명상에 참여한 이들이 초월명상법을 통해 내적 평화를 만들자, 놀랍게도 미국 내의 교통사고 발생률과 전염병 발병률이 크게 감소했으며, 전 세계 분쟁 지역의 국제적 마찰도 줄어든 것으로 나타났다. 이 통계자료는 해당 공공기관과 〈뉴욕타임스〉 등을 통해 분석·집계된 결과였다. 그리고 3주간의 실험을 마치고 명상을 멈추자 통계수치는 바로 원래대로 치솟았다고 한다.

'마하리시 효과'라고 부르는 이 명상 실험은, 소수의 사람들이 내적 평화를 누리기만 해도 그 평화의 에너지가 실제 사회에 투영된다는 것을 말해준다. 실험결과는 매우 놀랄만한 것이어서 의견이 분분했고, 그 결과를 받아들이지 않는 이들도 있었다.

그러나 우리의 생각이 자신은 물론 세상에 영향을 미칠 수 있다는 사실은 점차 대중적인 공감대를 낳고 있다. 그 이유를 과학적으로 설명하는 양자물리학의 발전 덕분이다.

세계관을 바꾼 양자물리학의 등장

양자물리학은 가히 혁명이라고 불릴 만큼 만물의 이치와 존재의 본질에 대해 밝혀냈다. 20세기 초에 등장한 양자물리학은 물리적 세계의 토대를 이루는, 눈에 보이지 않는 미시 세계를 규명한 학문이다. 인체를 비롯해 모든 물질을 잘게 나누면 나타나는 원자나 전자, 빛과 같은 자연계의 주역을 연구해 미시 세계에서 일어나는 현상을 발견해냈다. 그 덕에 화학의 기본인 주기율표 원소의 성질과 화학반응이 왜 일어나는지 이해하게 되었고, 반도체 등의 성질을 규명해 오늘날 컴퓨터와 휴대전화를 등장시키는 기술적 토대를 제공하기도 했다.

그러나 양자물리학의 진정한 가치는 생각의 힘을 밝혀낸 데 있다. 우리의 세계관마저 바꾼 양자물리학의 핵심은 이렇다. 우주는 양자로 가득 채워져 서로 연결되어 있고, 이것을 변화시키는 것은 인간의 마음이다. 우리의 생각에너지는 자신과 우주를 구성하는 양자에 영향을 미치고 곧 현실화하는 동력이 된다. 물질을 만드는 것이 곧 인간의 마음이라는 말이다.

양자물리학의 놀라운 발견으로 인해 마음의 무한한 힘과 불가사의한 기적을 더 명확하게 이해할 수 있게 되었다. 그리고 바로 자신의 생각이 모든 문제를 해결하는 근원적인 힘이라는 사실에 눈뜨게 되었다.

나와 우주는 모두 에너지

물리학자들은 우주가 양자들로 가득 차 있고 서로 연결되어 있다는 사실을 발견했다. 양자(量子)란 에너지 형태를 띤, 물질을 이루는 최소단위를 일컫는 말이다. 이 발견은, 우주 공간이 텅 비어 있고 세상 만물은 개별적인 존재라고 믿어왔던 시대의 가치관을 바꾸는 엄청난 것이었다.

1944년 양자물리학의 아버지라 불리는 독일의 막스 플랑크는 "우주 만물은 에너지를 통해 모든 것이 연결되어 있다"는 이론을 내놓았다. 이후 우주의 에너지장을 감시할 수 있는 첨단기기가 등장하면서 그의 학설은 사실로 증명되었다. 우리 눈에 텅 빈 것처럼 보이지만, 허공과 우주는 양자로 채워져 있다.

물리학자들은 견고해 보이는 세계가 실제로는 그렇지 않다는 사실도 밝혀냈다. 인체도, 컴퓨터도, 강아지도, 그리고 지구도 전자현미경을 통해 관찰하면 결코 단단하지 않음을 알 수 있다.

양자물리학이 등장하기 전까지, 사람들은 물질을 계속 쪼개면 더 나눌 수 없는 입자가 나온다고 믿었다. 그러나 예상과 달리 입자와 파동의 성질을 함께 가진 특이한 존재, 즉 허공을 진동하는 소립자가 나온다는 사실을 발견했다.

인체를 비롯한 모든 물질은 원자로 구성되어 있다. 전자현미경을 통해 물질의 기본단위인 원자를 들여다보면, 원자핵 주변을 구름처럼 둘러싼 전자가 파동처럼 존재하는 것을 볼 수 있다. 원자는 대부분 텅 비어 있고, 그 빈 공간을 전자가 빠르게 움직이며 진동하고 있다. 원자 크기의 1/1만밖에 되지 않는 핵도 전자처럼 생성과 소멸을 반복하고 있어 결코 단단하지 않다. 모든 사물은 진동하는 에너지의 덩어리일 뿐이다.

우리가 양자물리학에 주목해야 하는 이유는 그 양자로 우리와 세상이 만들어졌고, 양자를 통해 온 우주가 연결되어 있기 때문이다.

1997년 스위스 제네바대학에서는 우주 만물의 연결성을 알아보기 위해 빛(광자) 실험을 했다. 연구팀은 똑같은 특성을 지닌 2개의 쌍둥이 광자를 서로 반대 방향으로 발사했다. 11㎞씩 이동한 후에는 각각의 광섬유를 2개로 나누어 임의로 선택할 수 있도록 했다. 실험 결과, 두 입자는 한 번의 예외도 없이 똑같은 선택을 했다. 기존의 과학관에 따르면 두 입자는 분리되어 있기에 서로 소통할 수 없다. 그런데도 그 둘은 서로 연결된 것처럼 행동했다. 제네바 연구팀의 책임자인 니콜라스 기신 박사는 "광자 사이의 연결성이 너무 강해서 동시에 움직이는 것처럼 보였다"고 한다. 아무리 멀리 떨어져 있어도 두 광자는 마치 하나의 존재인 듯 같이 움직였다는 말이다.

쌍둥이 광자 실험은 완전히 분리된 입자의 선택이 독립적으로 이루어진다는 기존의 과학관을 완전히 뒤엎었다. 세상 만물은 연결되어 있고, 한때 하나였던 것은 서로 이어져 있다는 사실이 실험을 통해 증명된 셈이다.

모든 것이 연결된 세상

1993년 미 육군의 연구팀은 사람으로부터 분리된 세포가 멀리 떨어져 있어도 서로 연결되어 있는지를 실험했다. 사람의 세포와 DNA 샘플을 채취한 후 특별히 고안된 장치에 넣어, 수십 ㎞ 떨어진 곳에 있는 샘플 제공자의 감정에 반응하는지 관찰한 것이다. 샘플 제공자에게는 코미디에서 에로에 이르기까지 여러 장르의 영상물을 보여준 후 다양한 감정을 느끼도록 했다.

그러자 샘플 제공자가 강력한 감정 상태를 보였을 때, 멀리 떨어져 있는 세포와 DNA는 동시에 강한 전기적 반응을 보였다. 마치 물리적으로 연결되어 있는 듯했다. 이후 수백 ㎞의 거리를 두고 실험을 진행했을 때도, 역시 한 몸인 듯 반응하는 것으로 나타났다. 실험에서 감정과 세포 반응의 시간 차이는 번번이 제로였다. 감정이 생기는 즉시 세포와 DNA가 영향을 받았다는 말이다. DNA가 같은 방 안에 있든, 수백 ㎞ 떨어져 있든 결과는 마찬가지였다.

이 실험을 통해 세포와 DNA는 에너지장을 통해 서로 연결되어 소통하며, 그 영향력은 거리와 상관이 없음을 알 수 있게 되었다. 아울러 인간의 감정은 살아 있는 DNA에 직접적인 영향을 준다는 사실이 밝혀졌다.

첨단 과학을 아우르며 양자 세계의 무한한 가능성을 역설해온 그렉 브레이든은 저서《디바인 매트릭스》를 통해 미 육군의 실험결과에 대해 이렇게 말한다.

"감정은 생기는 순간 우주 어디에나 존재하게 된다. 샘플 제공자의 감정에서 나온 에너지는 이미 모든 곳에 있기에 굳이 어떤 곳으로 이동할 필요가 없다. 따라서 치유든 평화든, 우리의 간절한 소망은 마음에서 그 소망이 실현될 장소로 이동하지 않아도 된다. 어떤 것이든 어디로든 '보낼' 필요가 없다. 우리가 마음으로 원하는 순간 기도는 온 세상에 존재하기 때문이다. 모든 것이 서로 연결되어 있고, 언제 어디서나 이미 존재한다. 우주적으로 연결된 의식 홀로그램은 소망과 기도가 우리 마음에서 생겨나는 순간 이미 목적지에 존재하게 만든다."

거대한 에너지 망으로 모두가 연결된 우주에서 '이곳'과 '저곳'은 따로 있을 수 없다는 말이다. 우리는, 모든 것이 연결되어 있고 부분에 전체를 담고 있는 홀로그램 우주에 살고 있다. 초공간적 홀로그램인 우주에서는 만물을 잇는 에너지로 인해 서로가 즉각적으로 소통할 수 있다. 따라서 한 부분에서의 작은 변화가 전체 패러다임을 바꿀 수도 있다. 홀로그램의 모든 부분이 전체 이미지를 담고 있기에, 한 부분에서 일어나는 변화는 필연적으로 전체에 반영되는 것이다.

부분의 변화가 전체의 변화를 유도한다는 말은 바로 내 생각이 세상을 변화시킬 수도 있다는 말이다. 그런 사실은 앞서 소개한 소수의 평화 명상이 실제 사회문제를 줄인 '마하리시 효과'가 보여주기도 했다.

원거리 진단과 치료

모든 것이 연결되어 있다는 물리학자들의 발견으로 인해, 환자를 만나지도 않고 병을 치료하는 신기한 일을 과학적으로 이해할 수 있게 되었다. 타인의 기도에 실제로 임상효과가 있다는 랜드 비어드 박사의 연구결과 역시 우리 모두가 연결되어 영향력을 주고받고 있기에 가능한 결과일 것이다.

하와이 주립병원에서 임상심리치료사로 일한 이하레아카라 휴 렌 박사는 중증 정신질환자들을 만나지도 않고 치료했다. 환자의 차트를 보면서 느껴지는 자신의 감정을 정화해서 병동 전체의 환자들을 치료한 것이다. 휴 렌 박사는 타인의 질병과 문제라 해도, 자신의 감정을 정화하면 함께 치유될 수 있다고 한다. 거대한 에너지장으로 모두 연결된 세상이기에 가능한 일일 것이다.

환자를 만나지도 않고 병을 진단하는 것으로 유명한 이가 또 있다. 가톨릭 신학자인 캐롤린 미스는 의료적 투시력이 있어서 사람을 보지 않고도 병을 진단한다. 마음의 힘을 연구해온 하버드 의대 출신의 신경과 의사 노먼 쉴리 박사는 임상실험을 통해 캐롤린의 원거리 진단이 95% 정도 정확하다는 것을 입증했다. 그 정확도는 임상경험이 풍부한 명의가 첨단 검사기기를 이용해 내리는 진단보다도 더 높은 것으로 나타났다. 쉴리 박사는 "과학적으로 볼 때, 인간이 방출하는 에너지 파장이 캐롤린의 뇌나 세포가 풀 수 있는 정보로 부호화되고 있을 것"이라고 한다.

양자물리학에서 심리신경면역학, 첨단 유전학에 이르기까지 마음의 무한한 힘이 속속 밝혀지면서, 이제 의학은 새로운 시대를 맞고 있다. 미국 국립보건원 산하 대체의학연구소의 래리 도시 박사는 영성의 치유력을 강조해온 내과 의사다. 그에 따르면, 현대 의학은 '1기 기계적인 의학 시대'와 '2기 심신 의학 시대'를 거쳐 이제 '3기 비국소적·자아초월 의학 시대'로 접어들었다고 한다. 도시 박사는 의식의 원거리 이동을 통해 멀리 떨어져 있는 환자의 병을 치료한 수많은 임상사례를 전하며, 시공을 초월한 원격치유, 기도요법 등의 가치를 더욱 과학적으로 연구해 적극 활용해야 한다고 주장한다.

양자물리학은 말한다. 우주의 모든 것이 서로 연결되어 있다고. 이 혁명적인 발견은 곧 우리가 우주에 영향을 미치며, 우주의 힘을 무한히 이용할 수 있음을 말해준다.

생각에너지가 만드는 물질

양자물리학은 빛이 파동인지 입자인지를 연구하는 과정에서 태어났다. '빛은 파동'으로 보던 학계에, 1900년 독일의 물리학자 막스 플랑크가 내놓은 '양자가설'과 1905년 아인슈타인이 내놓은 '광양자설'을 통해 빛에 입자의 성질도 있음이 제기되었다.

양자물리학의 물꼬를 튼 이들의 학설은 광전 효과(빛을 금속 표면에 비추면 전자가 튀어나와 전류가 흐르는 현상)가 밝혀지면서 사실로 입증되었다. 즉 빛이 입자인 동시에 파동이기도 하다는 것이 증명된 셈이다. 1923년 프랑스의 물리학자 루이 드 브로이는 광자(빛)처럼 전자에도 입자와 파동의 이중성이 있음을 밝혔다.

광자와 전자에 파동과 입자의 성질이 동시에 있다는 사실은 과학계를 발칵 뒤집어놓았다. 파동과 입자는 하늘과 땅만큼 서로 다른 성질을 갖고 있기 때문이다. 입자는 물질의 작은 알갱이로, 실체가 있으며 이동하면 한 지점에 도달한다. 그러나 파동은 주위로 퍼져나가는 진동으로, 특정한 실체가 없고 매질을 통해 움직이는 모양만 이동하게 된다. 광자와 전자가 보인 '파동과 입자의 이중성'은 상식적으로 이해할 수 없는 것이었다.

학자들은 광자와 전자의 정확한 실체를 규명하기 위해 많은 연구를 했다. '이중슬릿 실험'이 대표적인 것으로, 광자나 전자를 발사해 구멍 뚫린 벽을 통과시킨 후 스크린에 도착할 때까지의 움직임을 관찰하는 실험이다. 실험 결과, 벽에 구멍(슬릿)이 하나일 때 전자는 단순한 입자처럼 구멍을 통과한 후 스크린의 한곳에 도착했다. 그러나 벽에 구멍이 2개일 때는 전자가 파동이 되어 두 구멍을 모두 통과했고, 스크린에 도착해서는 마치 입자처럼 다시 수축해서 특정한 곳에 점으로 나타났다. 입자는 어느 순간에 특정한 한 지점에 존재하지만, 파동은 퍼져 나가기 때문에 한 지점으로 나타날 수가 없다. 그렇다면 전자가 파동으로 두 슬릿을 모두 통과한 후 스크린에 도착해서는 입자로 성질을 바꾸었다는 말이다.

어떻게 파동에서 순식간에 입자로 바뀐다는 말인가? 이 실험을 통해 '양자의 기이함'이라고 부르는 양자의 특성이 드러났고, 이후 많은 학자들의 반복된 실험에서도 같은 결과가 나왔다. 믿기 힘든 양자의 특성으로 인해 물리학계는 혼란에 빠졌고, 이후 많은 학설이 제기되었다.

1927년 덴마크 코펜하겐대학의 물리학자 닐스 보어 박사는 양자의 기이함을 논리적으로 이해하는 새로운 해석을 내놓았다. 양자의 특성에 대해 가장 설득력 있게 분석한, 이른바 '코펜하겐 해석'이다.

보어 박사에 따르면, 양자는 관찰이 이루어지기 전까지 입자인 동시에 파동으로 존재하지만, 관찰 행위가 일어나는 순간 하나의 상태로 구체화된다고 한다. 즉 다양한 상태로 공존하고 있다가 인간의 의식이나 관찰로 인해 그 가운데 하나의 가능성이 실현된다는 것이다. 관찰자의 의식에 따라 에너지의 행동이 결정된다는 이 이론에 대해 학자들은 '관찰자 효과'라고 명명했다. 코펜하겐 해석이 나온 이후, 양자는 입자와 파동의 성질을 동시에 지니며 인간이 관찰하는 순간 입자로 구체화된다는 것을 대부분의 학자들이 받아들이게 되었다.

양자는 우리와 우주를 이루는 기본 물질이다. 그 양자들이 인간의 생각에 반응해서 물리적인 실제를 만든다는 것은 인간의 무한한 영향력을 말해주는 것이다. 물리학자들은 우주가 무한한 가능성으로 존재하고, 그 가능성을 현실로 만드는 것은 우리의 생각이라고 한다. 인간의 생각에너지가 물질을 만드는 기본 동력이라는 말이다.

우리가 세상을 바라보는 시각은 현실을 만드는 에너지로 작용한다. 내가 나 자신을 어떻게 보고, 다른 사람을 어떻게 판단하고, 그 사건을 어떻게 해석하고, 그 질병을 어떻게 생각하느냐에 따라 그 실제가 달라진다는 말이다.

영재라는 '생각'이 영재의 '현실'로

보이지 않는 양자 세계에서 이루어진 실험결과는 실제 우리의 현실에서도 나타난다. 한 학교에서 이루어진 연구를 통해 그 사실을 확인해보자.

심리학자인 로버트 로젠탈 연구팀은 교사의 기대, 즉 생각이 미치는 영향을 알아보기 위해 캘리포니아 공립 초등학교의 학생들을 대상으로 연구를 실시했다. 전교생에게 지능검사를 실시하면서, 교사들에게 지적 성장이 기대되는 어린이, 즉 영재를 알아보는 검사라고 알렸다. 그러나 검사결과와는 무관하게 무작위로 뽑은 20%의 학생을 '지적 성장이 기대되는 꿈나무'로 정한 후, 교사들에게는 이 영재들이 괄목할 만한 학업 성장을 보일 것이라고 했다. 영재로 알려진 아이들과 다른 학생들은 실제 지능검사에서는 아무런 차이가 없었지만, 교사의 심리상태가 미치는 영향을 알아보기 위해 연출된 상황이었다.

그런데 놀랍게도 8개월 후 다시 검사한 결과, 무작위로 선정된 영재들의 지능지수가 우월한 것으로 나타났다. 달라진 점이라면, 영재로 알려진 아이들의 지적 능력이 뛰어나다고 믿는 교사들의 '생각'뿐이었다. 그 생각, 즉 기대심리가 아이들의 지능을 실제로 높이는 결과를 낳은 것이다. 연구를 진행하는 동안 관찰된 바에 따르면, 교사들은 의식적이든 무의식적이든 영재라고 알려진 집단에 교육의 기회를 더 주었다. 이를테면 그 아이들에게 질문과 대답의 기회를 더 부여하고, 보다 애정 어린 분위기를 조성해주는 등 교사들은 자신의 생각을 반영하는 행동을 했다. 생각이 무의식적 행동에 영향을 주고 결국 아이들을 실제로 변화시키는 결과를 낳은 것이다.

이 연구결과는 '로젠탈 효과', '피그말리온 효과', '자기 충족적 예언' 등으로 불리며, 타인의 기대로 인해 실제 좋은 결과를 낳는 현상으로 알려

위임을 밝혀냈다. 프리스턴대학의 명예교수인 물리학자 존 휠러 박사는 "양자의 세계에서 인간은 우주의 관찰자가 아니라 참여자"라고 말한다. 인간이 우주에 아무 영향을 미치지 못하는 방관자가 아니라 우주의 변화를 이끄는 존재라는 말이다.

인간의 생각이 우주의 변화를 낳는다는 말은, 우주가 우리의 의식으로 빚어졌을지도 모른다는 가능성마저 엿보게 한다. 휠러 박사는 "우리의 의식 자체로 만들어진 세상일 수도 있다"고 말한다. 그의 말처럼 인간은 우주를 형성하고 있는 바로 그 에너지이자, 우리 스스로 창조한 것을 경험하는 존재인지도 모른다.

생각하면 이루어지는 이유

양자물리학에서 우리가 가장 주목해야 할 것은 바로 '내 생각이 내 현실을 만든다'는 점이다. 양자 세계에서 우리의 생각에너지는 물질을 만드는 강력한 동력이다.

우주를 가득 메운 양자들은 우리의 생각에너지에 바로 반응한다. 우리가 허공을 잠시 바라보는 것만으로도 양자들은 빠르게 변한다. 물론 그런 변화를 우리 눈으로 직접 볼 수는 없다. 그러나 전자현미경을 통해 보면, 허공 속에 구름처럼 퍼져 있던 양자들이 우리의 에너지에 반응해서 시선을 준 곳으로 빠르게 모여드는 것을 볼 수 있다. 양자의 세계에서는 인간이 보는 순간 물질이 생겨난다는 의미다.

양자들은 평소에는 에너지, 즉 파동으로 존재하고 있다가 인간에게 관찰당하는 순간 물질인 입자로 바뀐다. 우주에 가득 찬 에너지를 물질로 변화시키는 것은 바로 우리의 마음이다. 그래서 아인슈타인은 "물질은 우리의 에너지가 만들어낸 것에 불과하다"고 했다.

양자물리학이 이끌어낸 혁신적인 세계관은 우리가 생각하고 꿈꾸는 모든 가능성을 이룰 수 있음을 보여준다. 우리가 집중하는 생각이 곧 우리 세계의 현실이 된다. 이런 관점에서 보면 모든 문제의 해결사는 바로 '나'다. 자신의 생각을 바꾸면 세상에는 이루지 못할 꿈이 없다는 말이다. 이 얼마나 가슴을 벅차게 하는 말인가! 우주의 더없이 강력한 힘이 바로 내 안에 있다는 사실은 양자물리학이 우리에게 준 귀한 선물일 것이다.

물리학자들은 우리에게 무한한 가능성이 있다고 말한다. 그들이 말하는 '양자적 가능성'은 뇌과학이 말하는 '뇌 가소성(Brain Plasticity : 뇌가 스스로를 변화시키는 무한대의 능력)', 유전학이 말하는 '유전자의 잠재력', 심리학이 말하는 '잠재의식', 종교가 말하는 '신성', '영혼' 그리고 '초의식', '우주의식', '직감', '심령', '내면의 지혜'와 같은 의미다. 모두 인간의 무한한 가능성을 일컫는 다른 표현인 것이다.

우리는 누구나 자신의 운명과 세상의 창조자다. 그런 사실을 깨닫고 마음의 기술을 활용하면 건강을 비롯한 모든 소망을 이룰 수 있다. 우리 자신이 기적의 씨앗이자 기적 그 자체이기 때문이다.

유전자까지 바꾸는 생각과 감정

스탠포드 의대의 세포생물학자 립튼 브루스 교수는 우리의 생각이 유전자의 DNA까지 변화시킬 수 있을지 궁금했다. 인간의 유전자는 세포를 찍어내는 공장이라고 할 수 있고, DNA는 유전자의 핵심이다. 이 유전자는 타고나는 것이며 선천적인 유전정보는 그대로 이어진다고, 우리는 배웠다. 유전적인 질병이 대부분 난치병인 이유도 그 때문이라고 알고 있다. 그러나 브루스 교수는 암 환자들을 치료하면서 마음을 바꾸어 '좋아진다'는 확신을 가질 때, 유전자의 질서가 재배열되는 현상을 발견했다. DNA가 우리의 생각에 지배받고 있다는 사실을 밝혀낸 것이다.

브루스 교수에 따르면, 우리의 생물학적 형질은 DNA로부터 지배받는 것이 아니다. 오히려 DNA가 우리의 생각이 방사하는 에너지를 비롯한 세포 외부로부터의 신호에 지배받고 있다고 한다. 유전자 코드의 배열과 활동성은 그 사람의 생각과 신념에 좌우된다는 말이다. 세포의 청사진이라고 할 수 있는 유전자를 변화시키기 위해서 브루스 교수가 강조하는 것은, 생물학적인 치료법 대신 마음을 바꾸는 것이다. 마음 가운데 특히 믿음을 바꾸면 몸의 세포가 변한다고 한다. '낫는다'는 믿음이 곧 치유의 청사진을 만든다는 것이다.

인간의 생각이 DNA 분자에 직접적인 영향을 준다는 사실을 증명한 또 다른 실험을 보자. 심장의 생리기능을 연구하는 하트매스연구소는 인간의 감정이 생명의 본질인 DNA에 미치는 영향을 실험했다. 연구팀은 인간의 DNA를 시험관에 담고 '일관된 감정'이라고 알려진 강력한 감정에 노출시켰다. 이 실험을 진행한 양자생물학자 글렌 라인과 롤린 맥크레이티 박사에 따르면, 마음을 차분히 가라앉히고 의식을 심장에 집중한 후 긍정적인 감정에 몰입하도록 정신 훈련을 받은 5명이 실험을 수행했다고 한다.

연구팀은 DNA를 화학 및 시각적으로 분석하는 특별한 기술을 이용해 세밀한 변화까지 감지했다. 그 결과, 인간의 감정이 DNA의 형태를 변화시킨다는 것이 관찰되었다. 물리적으로 접촉하지 않고 단지 긍정적인 감정에 몰입함으로써, 시험관에 담긴 DNA 분자에 영향을 준 것이다. 또한 긍정적인 감정을 갖고 DNA가 풀어지는 상상을 통해, 실제 나선형 구조의 DNA 분자를 풀리게 할 수 있다는 사실도 밝혀냈다.

지금까지 우리는 인체의 DNA가 처음부터 정해져 있고, 아주 특별한 자극 없이는 태어날 때 그대로 변하지 않는다고 알고 있었다. 하지만 일련의 연구를 통해 그런 사회적 통념이 잘못된 것임이 드러났다. 우리의 생각과 감정은 타고난 유전정보까지 바꿀 수 있다는 사실이 밝혀진 것이다. 또한 하트매스연구소의 실험을 통해, 긍정적인 감정으로 생생히 상상하면 실제로 변화를 일으킨다는 것이 알려졌다.

"양자적 의식으로 살고 치유하라"고 강조하는 그렉 브레이든은 "무엇이든 가능하다는 상상력과 긍정적인 감정이 결합할 때, 이는 단순히 가능성에 머무르지 않고 현실이 된다"고 말한다. 치유든 건강이든 풍요든, 긍정적인 감정으로 상상할 수 있다면 불가능한 일은 없다는 말이다.

건강과 젊음을 지키는 강력한 도구, 상상

인간의 생각과 감정은 자신과 우주를 구성하는 양자들을 변화시키는 에너지다. 우리가 의식을 집중해 계속 생각하면, 양자들은 자신이 꿈꾸는 물질의 형태로 모습을 드러낸다. 이것이 바로 양자물리학이 얻은 우주의 법칙이다.

물리학자들의 위대한 발견을 우리 삶에 적용하기 위해 필요한 것은 바로 '상상'이다. 양자 세계에서 상상은 우리에게 소망을 이루어주고, 기적을 만들어줄 강력한 도구다. 꿈을 이루기 위해서는 자신의 생각을 선택해서 상상하면 되는 것이다.

양자물리학이 가져다준 새로운 세계관이 대중적으로 수용되기 시작한 것은 그리 오래되지 않았다. 하지만 이 혁신적인 세계관의 가치에 눈뜬 21세기는 사회의 전 분야에서 상상을 활용하고 있다. 의학은 물론이고 심리학, 성공학, 자기계발 등 다양한 분야에서 상상 훈련이 이루어지고 있다. '이미지 트레이닝', '멘탈 트레이닝', '시각화 기법' 등으로 불리며 많은 사람들이 꿈을 이루기 위해 상상 훈련을 한다.

오늘날 국가대표 운동선수들에게 상상은 필수 훈련 과정이다. 스포츠 심리 훈련으로 상상을 통해 원하는 경기를 펼치는 이미지 트레이닝을 하고 있다. 스포츠심리학자인 로버트 니데퍼 박사는 시각화 훈련의 효과를 이렇게 말한다.

"선수들은 경기할 때의 감정까지 구체적으로 느끼며 하는 생생한 시각화 훈련을 통해, 불안감을 떨치고 집중력을 높이며 실제로 관련 근육을 강화하는 긍정적인 효과를 얻는다."

운동선수는 자신이 원하는 경기를 상상하고, 사업가는 성공적인 비즈니스 미팅을 시각화하며, 연주자는 성공적인 공연을 상상한다. 성공과 부, 자기계발 등 더 나은 삶을 지향하는 모든 분야에서 이미지 트레이닝은 주목받고 있다. 이들 분야의 학자들은 대부분 긍정적인 생각이 긍정적인 인생을 만들고, 의식적으로 생각을 선택해 상상하면 인생을 바꿀 수 있다고 강조한다.

양자물리학의 관점에서 보면 성공의 원리는 이렇다. 긍정적인 생각과 꿈을 계속 상상하면 자기 내면의 우주에 영향을 미치고, 결국 그 꿈을 현실화할 물리적인 변화가 나타난다. 이를테면 번쩍이는 아이디어가 떠오르고, 예전에는 무심히 지나쳤던 성공의 기회와 귀인을 알아보게 되며, 삶의 의지가 샘솟으면서 꿈을 현실로 만드는 것이다.

성공학자들은, 꿈을 반드시 이룬다고 믿고 자신이 원하고 소망하는 것에 집중하라고 강조한다. 꿈을 선명하게 머릿속으로 그리고, 말로 표현하고, 글로 쓰는 등의 상상 및 정신 훈련을 통해 삶을 변화시키라는 것이 오늘날 성공학자들의 공통된 지적이다.

질병을 치유하고 건강한 삶을 이루는 것도 마찬가지다. 낫는다는 믿음으로 건강해진 자신의 모습을 열심히 상상하면 치유 의지가 샘솟고, 인체 생화학 변화를 통해 면역기능이 강화되며, 치유에 도움이 되는 정보를 놓치지 않게 될 것이다.

아인슈타인의 상상 속 실험

상상의 가치가 부각되면서, 위대한 업적을 이룬 많은 위인들의 남다른 상상력이 주목을 받고 있다.

아인슈타인은 '상상의 천재'라고 불리는 대표적인 위인이다. 그는 이론물리학자였기에 늘 상상 속에서 실험을 했다. 상대성이론을 전개할 때는 자신이 광선에 올라타고 있는 상상을 했다고 한다. 그러나 그의 상상실험은 실제 실험보다 더 정밀했다. 훗날 영국의 천문학자 아서 에딩턴 박사는 개기일식을 관측함으로써, 아인슈타인의 상대성이론이 옳다는 사실을 실험으로 증명해냈다.

또한 아인슈타인은 완벽한 실험을 가능케 한 놀라운 상상력으로 자신의 미래마저 마음껏 그렸다. 그 결과, 왕따에 바보 취급을 받으며 학교를 자퇴하고 가난한 무명의 물리학도로 살던 그의 삶은 기적처럼 변했다. 우리 모두가 아는 세계적인 학자가 된 것이다. "상상력은 지식보다 중요하다"고 강조하는 상상의 천재가 바로 아인슈타인이다.

우리가 상상하는 것은 곧 현실이 된다. 괴테는 "꿈꿀 수 있는 것은 무엇이든 이룰 수 있다"고 했다. 정신과학의 창시자인 어니스트 홈스는 "삶은 거울이기에 우리가 생각한 바를 우리에게 되비춰준다"고 했다. 시인 윌리엄 블레이크는 "인간은 곧 상상력"이라고 강조했으며, 아인슈타인은 "상상력은 다가올 삶을 보여주는 미리 보기"라고 말했다. 누구나 상상을 통해 자신의 삶을 바꿀 힘이 있다는 말일 것이다.

아픈 환자들에게 상상력은 곧 치유력이다. 그리고 더 나은 삶을 바라는 모든 이들에게 상상력은 꿈을 실현시킬 큰 동력이다. '무엇이든' 상상하라고 말하는 심신의학자 디팩 초프라 박사는 "자신의 육체 리듬이 완전한 질서를 갖고 있다고 상상하라"고 권한다. 그리고 조금만 인내심을 가지면 기적이 일어나는 것을 지켜볼 수 있다고 한다. 상상으로 그리던 바로 그 기적을 말이다.

3

상상요법의
기적적인 치유

Imagination healing

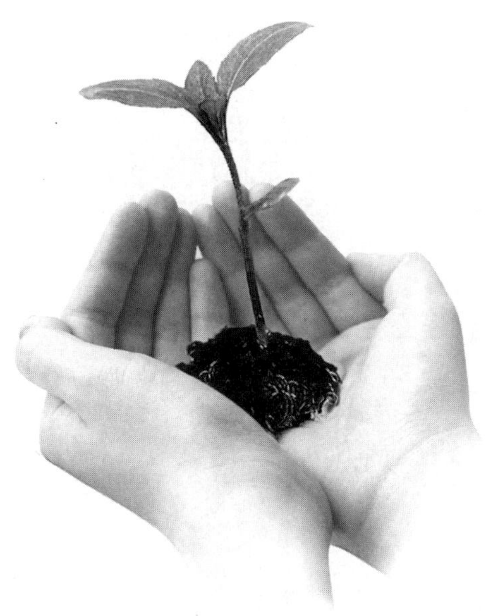

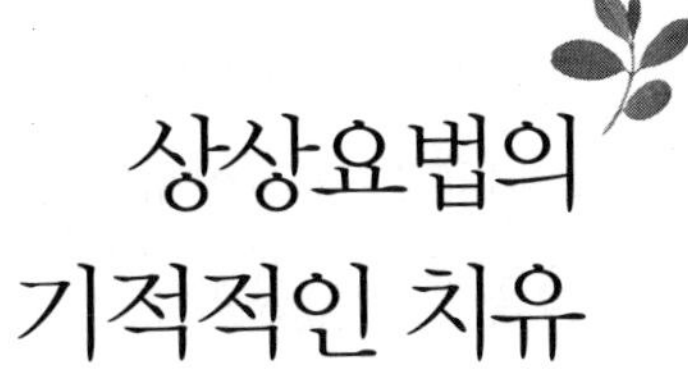

상상요법의 기적적인 치유

상상의 가치에 눈뜬 의학계

상상은 원시시대부터 오늘날에 이르기까지, 병을 치료하는 직접적인 수단으로, 때로는 보조적인 수단으로 이용되었다. 진 악터버그 박사의 상상치유에 대한 의학사 연구에 따르면, 원시인류의 기도나 주술 등의 정신활동이 상상치유의 뿌리이며 "상상은 세계에서 가장 오래된 치유의 원천"이라고 한다. 악터버그 박사는 "고대 철학자 아리스토텔레스도 상상이 질병을 치료할 수도, 반대로 병이 생기게 할 수도 있을 만큼 몸에 영향을 미친다는 것을 인정했다"고 전한다.

옛 동양의학에서도 상상을 치료에 이용했다. 중국 당나라의 의학자인 손사막은 "눈을 감고 돌이켜 살피면서 마음에 불을 피우고, 병의 위치를 생각하여 불로 병을 공격하면 치유된다"고 했다. 불을 생각하면 열감을 느끼고 물을 상상하면 찬 기운을 느끼는 이치를 간파하여, 상상의 치유력을 인정한 말이다.

상상의 가치가 의학적으로 밝혀지기 이전부터 상상을 치료에 이용한 이들이 있었다. 이들은 지역적·문화적 상황에 따라 주술사라는 이름으로, 샤먼이라는 이름으로, 때로는 상상치료사라는 이름으로 불리며 존재해왔다. 이들은 상상을 통해 특정 형상을 만들거나 어떤 풍경으로 들어가 그 상태를 느낌으로써 심리상태를 변화시키고 병을 치료했다.

근대 이후 심리학과 정신의학 등에서 상상을 심리치료에 이용하는 학자들이 등장했다. 1775년 메스머의 심상최면법, 1898년 자네의 심상체험법, 1912년 프로이트의 자유연상법, 1916년 융의 적극적 심상법, 1921년 카슬랑의 심상조절법, 1922년 크레치머의 사고연상심상법, 1925년 클락의 판타지심상기법, 1938년 드주와이으의 공상치료기법, 1954년 로이너의 KB 심리치료 등 상상을 치유 수단으로 하는 치료법이 소개되었다.

현대에 들어 생각의 생리 작용이 과학적으로 해부되면서, 단지 상상만으로 신경계와 면역계 등을 제어할 수 있다는 연구결과가 속속 발표되었다. 뉴욕 록펠러대학 연구팀은 상상을 통해 심장박동수, 혈압, 체온, 위의 산도 등을 조절할 수 있다는 사실을 밝혔다. 이를테면 심장이 빨리 뛰는 상상을 하면 실제로 심장박동수가 증가한다는 것이다.

미시간대학의 웨인 스미스와 존 슈나이더 연구팀은 상상과 면역계의 연관성을 연구했다. 연구 결과, 상상만으로도 백혈구 가운데 호중구를 조절할 수 있다는 사실이 밝혀졌다. 호중구는 세균이나 바이러스에 대항해 싸우는 면역체다.

연구팀은 16명의 사람들에게 면역기능을 설명하고 호중구의 사진을 보여주었다. 그런 다음 이완법과 상상법을 교육한 후 상상실험을 실시했다. 실험에 참가한 이들에게 호중구가 혈관 벽에 강하게 접착하는 상상을 하도록 지시한 것이다. 그러자 실제로 호중구의 접착 기능이 기대 이상으로 강화되었다. 상상이 호중구, 즉 면역체에 직접적인 영향을 준다는 사실을 밝힌 연구결과다.

위스콘신대학의 리처드 데이비드슨 교수도 상상을 통한 면역계 실험을 했다. 57~60세 사이의 남녀 52명을 두 그룹으로 나누어, 한 그룹에는 가장 행복했던 일을, 다른 그룹에는 화가 났던 일을 상상하게 했다. 그런 다음 독감백신을 접종한 결과, 행복한 상상을 한 이들의 면역계에는 바이러스에 대항해 싸울 항체가 왕성하게 형성되었지만, 부정적인 상상을 한 이들은 항체 형성이 저조한 것으로 나타났다.

텍사스대학 연구팀도 상상을 통해 면역계의 중심인 백혈구의 수를 조절할 수 있다는 연구결과를 발표했다. 심신의학자 존 스펜서 박사는 상상의 영향력에 대해 이렇게 말한다.

"우리는 혈액 속 백혈구의 양을 변화시키는 방법을 시각적으로 상상함으로써, 자신의 면역체계를 스스로 조절할 수 있다. 모두 뇌와 몸의 나머지 부분, 특히 면역체계 사이에 계속적으로 정보가 전달되기 때문이다."

상상치유를 활용하는 의사들

상상을 심리치료에 이용하는 차원을 넘어, 난치병 치료에 전문적으로 활용한 의사는 방사선종양학자인 칼 사이먼튼 박사다. 그는 오리건 의대 레지던트 시절 '악성 종양이 아이스크림 녹듯 사라진다'는 상상을 한 암 환자들이 일반적인 방사선 치료만 받은 환자들보다 더 호전된 것을 보면서 마음에 대해 연구하기 시작했다. 그 후 상상을 중심으로 한 치료법인 '사이먼튼요법'을 만들어 1971년부터 임상에 이용하고 있다. 현재 그는 암 센터를 운영하며 주로 암 환자를 대상으로 상상치유법을 시행하고 있다.

사이먼튼 박사는 일반 병원에서 치료가 완전히 불가능하다고 진단한 159명의 말기 암 환자를 대상으로 4년간 상상요법을 적용했다. 그 결과, 생존한 환자가 63명으로 나타났다. 이 가운데 19%는 종양이 완전히 퇴화되었고, 22%는 병의 고통스런 증상이 사라졌다. 또한 연구 결과, 이들 암 환자들의 생존 기간이 일반 병원의 암 환자들보다 2배나 많은 20.3개월로 나타났다. 더욱 놀라운 것은 환자들의 삶의 질이다. 76%의 환자들이 암 진단을 받기 전과 크게 다를 바 없는 활동적인 생활을 유지했고, 대부분의 환자들이 남은 생을 평온하게 보냈다고 한다. 불안과 공포, 질병의 고통과 치료의 부작용에 시달리며 생을 마치는 것이 말기 암 환자들의 일반적인 모습임을 감안할 때, 놀라운 결과가 아닐 수 없다. 사이먼튼 박사는 상상치유의 가치에 대해 이렇게 말한다.

"상상치유는 환자의 긍정적인 감정을 강화해서 인체를 변화시키고 면역력을 높이며, 그 결과 건강을 되찾게 해준다. 아울러 환자가 두려움과 무력감을 벗고 스스로 자신의 건강과 삶을 통제할 수 있다는 것을 느끼면서, 발병 이전보다 훨씬 낙관적인 사고와 삶의 자세를 갖게 된다."

질병 치유는 물론, 긍정적인 사고를 갖는 체계적인 방법이 바로 상상 치유라는 말이다.

사이먼튼 박사 말고도 실제 임상에서 상상치유를 이용해 의학적 효과를 입증한 사례는 많다. 매사추세츠 의대에서는 피부병 환자들이 일반 치료만 받을 때보다 상상치료를 병행할 때 3배 이상 치료율이 높다고 보고했다.

진 악터버그 연구팀은 화상 환자에게도 상상치유가 도움이 된다고 밝혔다. 인체의 25%쯤 2~3도의 화상을 입은 149명의 환자를 대상으로 연구한 결과, 상상치료를 병행한 환자들이 일반 치료만 받은 환자들보다 통증이 적고, 근육이 수축되는 부작용도 적어 치료가 빠른 것으로 나타났다.

캘리포니아 의대 마틴 로스만 교수는 상상치유법을 통해 수천 명의 만성질환자들이 완치되거나 호전되었다고 발표했다.

클린턴 대통령의 주치의로 유명한 딘 오니시 박사는 상상요법과 함께 식이요법, 운동요법을 병행하는 심장병 치유 프로그램을 만들어 주목할 만한 성과를 낳았다. 오니시 박사의 심장병 치유 프로그램은 관상동맥에 막힌 플라크를 없애고 재발하지 않도록 하는 유일한 방법으로 평가받으며 미국 내에서 널리 보급되었다.

덴마크의 오르후스대학 연구팀은 상상요법이 건선 환자의 치료에 도움이 된다고 보고했다. 연구팀은 51명의 건선 환자들에게 바다에서 일광욕과 수영을 하는 모습을 상상하도록 했다. 실제 햇볕과 소금물이 건선 치료에 도움이 되기 때문이다. 연구 결과, 상상치유를 통해 91%의 환자들이 호전된 것으로 나타났다.

런던의 유니버시티대학 연구팀은 결장 수술을 앞둔 50명의 환자를 두 그룹으로 나눈 뒤, 한 그룹에게 수술이 성공적으로 되고 스스로 잘 이겨내는 모습을 상상하도록 했다. 수술을 마친 후 호전도를 검사한 결과, 상상치유를 한 그룹의 환자들이 수술 후 통증이 적어 진통제의 사용이 훨씬 적고 스트레스 호르몬인 코르티솔의 수치가 낮아 치유가 빠른 것으로 나타났다. 단지 49분짜리 상상치유 테이프를 들으며 거기서 설명하는 대로 자신의 빠른 쾌유를 상상한 것뿐인데, 치유 결과는 큰 차이를 보였다.

상상의 임상효과가 계속 보고되면서, 상상치유는 이미지요법, 심상치료, 심상기법 등 다양한 이름으로 불리며 임상에서 적극 이용되고 있다. 이 외에도 최면, NLP(신경언어프로그래밍), EFT(감정자유기법) 등의 심신요법 또한 상상을 이용한다.

1932년 독일의 정신과 의사인 하인리히 슐츠가 발표해 세계적으로 보급된 자율훈련법도 상상을 이용하는 심신요법이다. '온몸이 무겁다고 상상한다', '배가 따뜻하다고 상상한다' 등 상상력을 이용한 자기 암시를 체계적으로 훈련해서 실제 생리적 변화를 유도하고 질병을 치유한다.

1960년대 말에 등장한 바이오피드백 역시 상상을 이용한 것으로, 미국에서는 의료보험 혜택까지 받을 수 있는 대표적인 심신요법이다. 미국과 유럽에서는 명상, 최면, 요가와 함께 널리 쓰이고 있다.

우리나라 병원에서는 아직 상상치유법을 적극적으로 이용하지 않지만, 세계 여러 나라에서 상상치유를 활용하고 있다. 불치 및 난치병을 상상으로 치료한 임상사례도 계속 보고되고 있다.

주류 의학이 포기한 난치병을 상상으로 치유하고 삶을 유쾌하게 반전시킨 사람들. 그 기적의 주인공들을 지금부터 만나보자.

단지 상상으로 말기 암에서 해방되다

생존 확률이 5%도 안 되는 말기 인후종양에 걸린 60대 남자가 있었다. 그는 침을 거의 삼키지 못했고 숨쉬기도 어려운 위중한 상태였다. 몸무게도 하루가 다르게 줄어들어 45kg의 앙상한 모습이 되었다. 일반 병원에서는 치료할 가능성이 거의 없었던 그는 고통과 절망 속에서 하루하루를 보냈다. 그 무렵 칼 사이먼튼 박사를 만났다. 그에게 희망이 있다고 말해준 유일한 의사였다. 사이먼튼 박사는 그에게 상상치유의 원리와 방법에 대해 차근차근 설명했다.

그는 비록 위독한 상태였지만 희망을 갖고 상상치유를 시작했다. 아침, 점심, 저녁 하루 세 번 15분씩 이완과 상상치유법을 실시했다. 상상치유를 시작할 때는 우선 몸의 근육에 정신을 집중한 다음, 머리부터 시작해 발끝까지 모든 근육의 긴장을 풀면서 마음을 가라앉혔다. 충분히 이완된 상태가 되면, 기분이 좋아지는 멋진 곳에 있는 자신의 모습을 상상했다.

그런 다음 그는 자신의 인후에 있는 악성 종양이 파괴되는 모습을 마음으로 그렸다. 방사선 치료를 할 때처럼 방사선이 수백만 개의 작은 에너지 탄환이 되어, 암 세포를 모두 공격하는 모습을 생생히 상상했다. 또한 체내 백혈구가 종양 주위로 모여들어 죽은 암세포를 추려 간과 신장을 통해 몸 밖으로 밀어내는 모습을 그렸다. 종양의 크기가 점차 줄어들어 결국 완전히 치유된 모습도 떠올렸다.

상상치유를 시작한 후 그는 빠르게 호전되었다. 식사를 할 수 있게 되었고, 기운을 되찾으면서 체중도 늘기 시작했다. 기력을 점점 회복한 그는 상상치유를 시작한 지 2달 만에 암에서 완전히 해방되었다. 기적적으로 살아난 그는 뛸 듯이 기뻤다. 그리고 스스로 병을 다스릴 수 있다는 사실을 깨달으면서 '앞으로는 전문가의 도움 없이도 내 자신을 스스로 치료할 수 있다'며 건강에 대한 자신감을 보였다.

인후종양에서 회복된 그는 몇 년간 자신을 괴롭혀온 관절염의 고통을 없애는 데도 상상을 이용했다. 마음속으로 자신의 백혈구가 팔과 다리의 관절 표면을 윤이 날 때까지 매끄럽게 고르고 잔해를 치우는 모습을 상상했다. 관절염 증상은 차츰 줄어들었다. 때때로 다시 나타나기도 했지만, 정기적으로 낚시를 즐길 만큼 나아졌다.

그는 상상의 치유력을 성생활에도 적용했다. 20년 이상 발기부전으로 고통 받았는데, 상상을 시작한 지 몇 주 만에 완전한 성생활을 할 수 있게 되었다. 그는 죽음의 직전에서 상상치유를 통해 살아난 후로 스스로 의사가 되어 자신의 건강을 다스리면서 활기차게 살게 되었다.

그 환자는 사이먼튼 박사가 암 환자를 위한 상상치유법을 체계화한 후 맡은 첫 번째 환자였다. 사이먼튼 박사는 극적으로 회복된 환자를 처음 만난 것이 자신에게도 행운이었다고 말한다. 그의 성공적인 치유 사례를 통해, 상상치유를 더욱 확신하게 되었으니 말이다.

'낫는다'는 생각과 말로 완치되다

내과 의사 디팩 초프라 박사에게 어느 날 매력적인 여성이 찾아왔다. 생기가 넘치는 그녀는 회사에 입사지원서를 내기 위해 건강검진을 받으러 왔다고 했다. 초프라 박사는 그녀의 병력을 살펴보다가 특이한 점을 발견했다. 더없이 건강해 보이는 그녀가 한때 임파선 암을 앓은 적이 있었다. 그것도 골수까지 암세포가 퍼진 말기 상태에서 회복된 병력이었다. 어떻게 치유했는지 궁금했던 초프라 박사는 그녀에게 치료 과정에 대해 물었다.

부모가 모두 의사였던 그녀는 암 진단을 받은 후 부모의 권유대로 큰 병원에 입원해 바로 화학요법을 받았다. 그런데 화학 치료는 그녀에게 너무도 고통스러웠다. 몸은 하루가 다르게 쇠약해졌고 곧 죽을 것 같은 고통과 두려움의 나날이 계속되었다. 그녀는 도저히 견딜 수 없어 모든 것을 포기하는 심정으로 몰래 병원을 떠났다. 가족들이 찾을 수 없는 유럽의 작은 도시에서 머물며 조용히 삶을 돌아보기로 한 것이다.

그곳에서 그녀는 우연히 상상치유에 관한 책을 보게 되었고, 책에 나오는 대로 혼자 실천해보았다. 병이 완전히 나은 모습을 머릿속으로 그리는 상상 훈련을 시작한 것이다.

그렇게 1년이 지난 후 그녀는 건강을 되찾았다. 다시 집으로 돌아가 병원 검사를 받았을 때, 말끔히 나은 그녀를 보고 의사들은 무척 당황했다고 한다. 하지만 '자발적인 치유'라는 예외적인 사례로 여기고는 더 이상 관심을 보이지 않았다. 그러나 마음이 치유의 근원이라고 믿는 초프라 박사는 그녀로 인해 상상치유법에 관심을 갖게 되었다고 한다.

초프라 박사도 처음부터 마음 치유에 관심이 있었던 것은 아니다. 하버드 의대 출신의 엘리트 의사였던 그는 외면적인 성공에도 불구하고, 건강하지 못하고 성취감이 없는 자신의 생활에 회의하다가 마음의 힘에 눈뜨면서 삶이 변했다고 한다. 그 후 명상을 중심으로 하는 고대 인도의 치유의학인 아유르베다를 연구해 현대 의학과 접목시키는 심신의학자가 되었다.

마음을 치유하는 것이 곧 몸을 치유하는 것임을 깨달은 그는 마음의 중요성을 전하는 다양한 저술 활동을 통해 베스트셀러 작가가 되기도 했다. 그런 그가, 스스로 상상을 통해 말기 암을 치유한 여성을 만나면서 상상치유라는 또 하나의 세계에 빠져들었던 것이다. 생각의 힘이 얼마나 무한할 수 있는지 더욱 절감하면서 말이다.

초프라 박사가 임상경험을 통해, 암 환자들에게 시행하는 화학요법이나 방사선요법이 부작용이 만만치 않아 부정적인 결과를 줄 수 있다는 사실을 느끼고 있을 때였다. 화학요법과 방사선요법에도 별로 고통을 호소하지 않고 빠르게 호전되는 한 여성 암 환자가 있었다. 박사는 매우 특이한 경우라며 그녀를 눈여겨보게 되었다. 치료를 시작하고 2년이 지난 어느 날, 그녀는 주치의인 초프라 박사에게 그동안 말하지 않았던 사실을 털어놓았다.

그녀는 매일 아침 잠자리에서 일어나면 조용히 앉아 눈을 감고 "나는 완전히 낫는다"는 말을 10분간 반복했다고 한다. 자신이 반드시 나을 것이라고 진심으로 믿었고, 하루에도 몇 차례씩 낫는다는 말을 반복했다는 것이다. 그 고백을 들으면서 초프라 박사는 그녀의 빠른 쾌유가 강한 믿음과 긍정적인 마음에서 비롯되었음을 알았다. 그녀는 그 후 폐암에 걸렸던 흔적조차 찾을 수 없을 만큼 완전히 건강을 되찾았다.

환자들을 통해 긍정적인 생각이 일으키는 기적을 많이 지켜본 초프라 박사는 "인간의 마음에는 모든 실제를 변화시키고 창조하는 무한한 힘이 있다"고 강조한다.

15분 만에 나은 만성 비염

심신의학자 존 스펜서 박사가 미국 국립보건원 대체의학국에서 일하던 시절의 이야기다. 대체의학국의 창설 멤버였던 그는 과로로 인해 5년간 비염을 앓고 있었다. 꽃가루가 날리는 봄철이면 증상은 더욱 심해졌다. 그래서 매일 하루 두 차례씩 비염 약을 챙겨 먹어야 했다. 증상완화제인 비염 약으로 근원적인 치료가 될 리는 없지만, 당장 문제가 되는 코막힘과 두통은 줄일 수 있었다.

어느 날, 스펜서 박사는 대체의학에 대해 강의를 해달라는 부탁을 받고 강연 장소로 갔다. 그런데 강연장에 도착한 후에야 비염 약을 챙기지 않았다는 사실을 알게 되었다. 하는 수 없이 맹맹한 코와 두통에 시달리면서 강의를 시작했다. 박사는 강연 도중에 자신이 꽃가루 알레르기로 고생하고 있음을 청중들에게 얼핏 말했다.

강연을 마친 후 강의실 뒤쪽으로 한 남자가 스펜서 박사를 찾아왔다.

자신을 '신체에너지 치료사'라고 소개한 그는 박사에게 도움이 될 수도 있다며, 잠시만 자기가 이끄는 대로 해보자고 했다. 열린 마음의 소유자였던 스펜서 박사는 그가 시키는 대로 의자에 앉아 눈을 감았다. 에너지 치료사는 눈을 감고 긴장을 풀라고 했다. 그가 무엇을 하는지 알 수는 없었지만, 붉은 선이 왼쪽 눈꺼풀 주변에 나타나 눈꺼풀의 곡선을 따라 움직이는 것이 감지되었다. 그 후 두개골 안쪽에서 따뜻한 열감이 느껴졌다. 한 줄기 섬광이 나타나 콧속으로 들어왔고 그 안의 점액을 마르게 했다. 그러자 신기하게 고통이 완전히 사라졌다. 채 15분도 걸리지 않아 박사의 만성 비염이 완치된 것이다.

스펜서 박사는 몹시 놀라서 도대체 어떻게 한 것인지를 물었다. 에너지 치료사는 "머리 주위의 에너지장에 더 건강한 그림을 만들어 넣었고, 비정상적인 열의 균형을 잡아 조화로운 상태로 바꾸었다"고 대답했다. 특별한 재능을 지닌 그 에너지 치료사가 상상을 통해 치료된 이미지를 부여함으로써 박사의 만성 비염이 완치된 것이다. 이 개인적인 경험을 계기로 스펜서 박사는 상상의 무한한 힘을 더욱 분명하게 깨달았다고 한다.

꼬마 환자의 신나는 상상 게임

과거에 우리는 맥박, 혈압, 뇌파, 체온 등을 내 뜻대로 조절할 수 없다고 믿었다. 그러나 생각의 생리 작용이 밝혀지고, 체내의 미세한 움직임까지 감지할 수 있는 첨단기기가 등장하면서, 생각만으로 자율신경계를 조절할 수 있다는 사실을 알게 되었다.

심신요법의 하나인 바이오피드백(생체자기제어요법)의 등장은 그런 사실을 더욱 명확하게 보여주었다. 바이오피드백의 치료 원리도 상상의 힘을 이용하는 것이다. 상상을 치료 수단으로 쓰기 위해, 우선 환자들에게 자신의 생각으로 체온을 올리거나 근육을 이완할 수 있다는 사실을 깨닫게 해준다.

생각의 생리 작용을 측정하는 바이오피드백

바이오피드백에서 사용하는 정밀한 기기를 인체에 부착하고 모니터를 통해 자신의 생각에 따른 몸의 미세한 변화를 확인할 수 있게 한다. 이를테면 손끝의 온도를 올리고 싶다는 생각에 집중하면, 모니터를 통해 온도가 오르는 것을 알 수 있다. 상상을 통해 뇌파를 변화시키고, 심장박동을 변화시키는 것도 직접 보고 들을 수 있다.

바이오피드백에서 쓰는 고성능 기기는 환자의 생각이 몸에 끼치는 영향을 바로 알 수 있게 해준다. 누구나 훈련을 통해 자신의 의지로 체온, 혈압, 심박수, 근육의 움직임 등을 조절할 수 있다는 사실을 인식시키는 것이 바이오피드백에서 강조하는 부분이다. 이것은 곧 환자 스스로 자신의 몸을 치유할 수 있다는 자각으로 이어진다.

자신의 마음이 몸을 제어할 수 있다는 사실을 알게 되면 '스스로 병을 치료할 수 있다'는 새로운 신념을 갖게 된다. 상상치유에서 중요한 전제가 되는 심리적 믿음이 형성되는 것이다. 그런 다음 체계적인 상상 훈련을 통해 인체의 이상을 바로 잡게 된다.

바이오피드백이라는 말 그대로, 자신에게 반응이 '되돌아오는' 모든 생리학적 기능을 상상 훈련을 통해 가르친다. 환자에게 생각의 중요성을 일깨우고 상상하는 법을 가르치는 것이 바이오피드백의 치유 과정이다.

바이오피드백을 통해, 호흡을 제대로 할 수 없던 천식 환자가 상상으로 기관지의 압박을 조절하기도 하고, 장의 연동운동을 상상으로 조절해 만성 설사를 고치기도 한다. 생각으로 몸과 소통할 수 있다는 사실을 알게 된 어느 심장병 환자는, 심장박동이 비정상일 때마다 소녀가 그네를 타는 모습을 상상했다. 소녀의 그네가 규칙적으로 움직이는 모습을 그리는 훈련을 계속함으로써 중증 심장병을 완치했다.

바이오피드백은 미국에서 의료보험 혜택까지 받을 수 있는 대표적인 심신요법이다. 만성 통증, 고혈압, 심장병, 중풍, 당뇨병, 불면증 등 많은 질병을 치료하는 데 쓰이고 있고, 상상의 효과를 명확하게 보여주는 치료법이다.

즐거운 상상 게임으로 뇌종양을 치유하다

미국에 있는 메닝거클리닉은 체계적인 바이오피드백 프로그램을 만들어 임상에서 활용하는 유명한 심신의학 병원이다. 이곳의 페트리시아 노리스 박사의 환자였던 9살 소년 갤럿의 경우를 보자.

갤럿은 수술이 불가능한 뇌종양을 진단받은 후 방사선요법과 화학요법을 받았지만 전혀 효과를 보지 못했다. 갤럿은 아직 어린 나이에 죽음과 직면했다는 사실에 충격을 받은 채 하루하루를 무기력하게 보냈다. 그러는 사이 종양은 왼쪽 다리로 확산되었고 다리가 마비되기 시작했다.

실낱같은 희망으로 갤럿의 부모는 아들을 데리고 메닝거클리닉을 찾았다. 그리고 노리스 박사의 지도에 따라 바이오피드백 훈련을 시작했다. 그곳에서 갤럿은 단지 생각만으로 손의 혈류량을 늘려 온도를 올리는 일이나, 근육을 평균 이상으로 이완시키는 일이 가능하다는 사실을 직접 눈으로 확인하게 되었다. 소년은 그런 능력이 있다는 데 몹시 놀랐다. 그 후 생각의 힘으로 뇌종양을 치유하는 일에 빠져들었다.

갤럿이 처음 시작한 상상 훈련은 암 환자들이 일반적으로 많이 쓰는 이미지 처방전으로, 몸속에 있는 백혈구가 암 덩어리를 아작아작 먹는 모습을 상상하는 것이었다. 뇌종양은 질퍽한 햄버거의 고기 같은 덩어리로 그렸고, 수백만에 이르는 백혈구는 안테나와 눈이 달려 있는 모습으로 그렸다. 암세포가 이미지 안에서 완전히 없어질 때까지 계속 상상 치유를 반복했다.

하지만 어린 갤럿은 그 이미지 처방전에 곧 싫증이 났다. 좀 더 재미있는 이미지를 그려보고 싶었다. 그래서 영화 속의 우주 전쟁을 방불케 하는 스릴 있고 신나는 게임 같은 새로운 상상을 시도했다. 백혈구와 뇌종양과의 싸움을 뇌 속의 우주 전쟁 이미지로 만들었다. 자신의 뇌를 태양계로 설정해놓고, 전투부대인 백혈구가 외계 침입자인 뇌종양을 물리치는 모습을 상상하기 시작했다. 전투부대의 대장에게는 '블루리더'라는 이름까지 붙여주었으며, 자신은 관제탑의 사령관으로 그 우주 전쟁을 지휘했다. 9살 아이가 좋아할 만한 이미지가 완성된 것이다.

갤럿은 백혈구의 전투부대가 레이저 포나 미사일을 발사해 침입자인 암을 파괴하는 게임 같은 상상을 계속 반복했다. 담당의사인 노리스 박사는 갤럿의 상상대본에 맞게끔 미사일 발사음, 포탄 투하 소리, 종양이 폭발되는 소리 등 적절한 음향효과를 넣은 실감나는 상상치유 테이프를 만들어주기도 했다.

메닝거클리닉의 환자들은 갑옷으로 무장한 투사가 암세포를 퇴치하거나, 용맹스러운 개가 체내에 흩어져 있는 암세포를 샅샅이 찾아내 먹어 치우거나, 용감한 만화 주인공이 암을 해치우는 등 자신의 개성을 담은 이미지를 만들어낸다.

일반 병원에서 살날이 6개월 정도라는 말을 들었던 갤럿은 절대 죽지 않는다는 각오로 매일 상상의 우주 전쟁을 승리로 이끌었다. 그렇게 1년이 지난 어느 날, 보통 때처럼 상상치유를 시작한 소년의 머릿속에서 종양은 탐색되지 않았다. 백혈구의 비행부대가 아무리 머릿속을 샅샅이 찾았지만 암은 없었다. 대신 작고 하얀 점이 있을 뿐이었다. 그 후 갤럿은 CT 검사를 통해 자신이 그려낸 이미지처럼 종양이 모두 없어졌으며, 종양의 흔적만 하얀 석회처럼 남아 있다는 사실을 확인했다. 갤럿의 이미지와 정확히 일치하는 결과였다. 소년의 무의식이 먼저 완치를 알려준 것이다.

갤럿이 상상으로 뇌종양을 치유한 것은 1980년의 일이다. 뇌종양 후유증으로 다리가 불편해 휠체어 신세를 지고 있지만, 그 후 소년은 건강한 어른으로 자랐다. 바이오피드백의 임상사례로 유명해진 갤럿은 언론과 인터뷰를 할 때면 늘 이렇게 말한다.

"많은 사람들이 묻는다. 내게 남다른 재능이 있는 건 아닌지, 투병 당시 특별한 행운을 받은 건 아닌지. 하지만 아무리 생각해도 내게 특별한 점은 없다. 누구나 암에 걸릴 가능성이 있는 것처럼, 누구나 나을 수 있다. 포기하지 말고, 스스로 노력해서 반드시 살겠다는 의지가 가장 중요하다.”

상상을 통해 갤럿이 완치하도록 도와준 주치의 노리스 박사 역시 같은 말을 한다.

“특별히 잘 낫는 환자가 따로 있는 게 아니다. 기적처럼 치유된 환자들의 사례를 말해주면서 ‘누구라도 특별하게 낫는 사람’이 될 수 있다는 확신을 갖게 하면 된다. 그러면 바로 당신도 놀라운 치유를 경험할 수 있다.”

용서와 사랑의 상상으로 치유되다

30대인 엘렌은 유방암이라는 진단을 받았다. 암세포는 빠르게 퍼져 뼛속까지 전이되었다. 그녀는 어린 시절 자신에게 마음의 상처를 준 어머니를 원망하며 살아왔다.

그러나 칼 사이먼튼 박사를 만나 마음의 병이 몸의 병을 부추겼다는 사실을 알게 된 후, 그녀는 어머니를 용서하는 상상을 하기 시작했다. 상상 속에서 어머니의 입장이 되어보고, 그녀를 용서하고 축복하는 시각화 훈련을 계속 했다. 상상을 통해, 평생 따라다녔던 분노의 감정을 털어낸 것이다.

어머니에 대한 분노를 상상으로 용서하면서, 엘렌은 어머니보다 스스로의 인생을 망친 자신에게 더 화가 나 있음을 깨달았다. 진정으로 용서해야 할 사람은 어머니가 아니라 자신이었던 것이다. 그 후 상상으로 자신을 안아주고, 자신의 등을 두드려주고, 좋은 일이 생기는 모습을 마음으로 그리기 시작했다. 물론 병을 이겨내고 완전히 건강해진 자신의 모습도 열심히 상상했다.

그러면서 그녀는 변해갔다. 감정을 거의 표현하지 않고, 종종 극심한 우울증을 겼었던 그녀는 차츰 밝은 모습으로 바뀌었다. 그동안 경험하지 못했던 삶의 활력을 얻었고, 당연히 건강도 빠르게 호전되었다. 상상치유를 시작하고 1년이 지난 후 그녀는 건강을 되찾았다. 상상을 통해 용서와 사랑의 감정을 만들어 오랜 분노로부터 놓여남으로써, 심신의 건강은 물론 삶의 평화를 얻었다.

상상치유를 통해 삶 전체가 바뀐 또 다른 환자의 경우를 보자. 보험회사의 간부인 밥은 평소 매우 건강한 편이었다. 그러나 믿었던 사람에게 실망을 경험하면서 우울증이 찾아왔다. 그러면서 자신이 예전과 달리 감정적으로 약해졌음을 느끼곤 했다. 그 무렵 정기 신체검사에서 사타구니에 혹이 발견되었다. 질병의 기미가 전혀 없었기에 그는 의아해하면서 정밀검사를 받았다. 검사 결과, 그는 '2차 미분화 세포암'이라는 진단을 받았다. 특이한 암으로, 완치율이 1% 미만이라는 청천벽력 같은 말과 함께.

절망에 빠진 밥은 우선 화학 치료를 받았다. 하지만 효과는 전혀 없었고, 오히려 심장 근육의 괴사를 유발할 가능성이 커지는 부작용만 나타났다. 밥은 화학요법을 중단하고, 상상치유를 해보기 위해 사이먼튼 박사를 찾았다. 그는 규칙적인 생활을 하면서 이완과 상상, 운동을 하기 시작했다. 그러면서 서서히 회복되어갔다.

상상치유를 실시한 지 6주 후, 밥은 병원 검사에서 '종양 크기가 75%

정도 줄어들었다'는 결과를 들었다. 그 후 다시 2주가 지나자 종양은 완전히 사라졌고, 종양이 있었던 흉터만 남았다. 생존할 가능성이 1%라는 말을 들은 그가 상상치유를 시작한 지 2달 만에 암에서 완전히 해방된 것이다.

암을 이겨낸 후 밥은 심리적인 갈등을 겪거나 감정적인 문제가 있을 때면 그 문제들을 해소하기 위해 노력했다. 마음상태가 바로 발병의 근본적인 원인임을 절감했기 때문이다. 마음을 바꾸면서 건강은 물론 인간관계와 삶 전체가 달라졌다는 그는 투병의 경험에 대해 이렇게 말한다.

"병에 대한 나의 책임, 치유에 대한 나의 책임을 알게 되었다. 무엇보다 우리 모두의 내면에 존재하는 힘을 이용하는 법을 배워서 더없이 기쁘다."

밥은 마음의 힘으로 병을 이겨내면서 많은 것을 깨달았다고 한다.

사마귀를 없앤 치유의 주문

심신의학자인 조안 보리센코 박사는 아들 안드레이의 발바닥에 난 사마귀가 늘 거슬렸다. 사마귀는 바이러스 감염으로 생기는 피부 질환의 일종이다. 면역력이 약한 아이들에게 많이 생기고 잘 번지는 경향이 있다. 자연스럽게 낫기도 하지만, 대개는 오랫동안 없어지지 않는 경우가 많다. 그런 사마귀가 하필이면 걷는 데 지장을 줄 수도 있는 발바닥에 생겼다니, 보리센코 박사는 여간 신경이 쓰이는 게 아니었다.

병원에서는 수술로 제거하기를 권했다. 그러나 6살 아이에게 수술을 받게 한다는 것이 엄마로서 선뜻 내키지 않았다. 그래서 박사는 상상을 이용해보기로 했다. 하버드 의대 정신과의 오웬 서먼 교수가 발표한 '자기 암시로 사마귀를 없앨 수 있다'는 연구결과를 보면서, 심신의학자인 그녀 역시 마음의 힘으로 사마귀를 치료할 수 있으리라 여겼다.

문제는 어린 아들의 흥미를 끌면서 치료에 참여하게 만드는 것이었다. 그래서 생각해낸 것이 바로 마술이었다. 박사는 아들에게 사마귀를 없애는 마술을 가르쳐주겠다고 말했다. 아들은 눈을 반짝이며 관심을 보였다. 박사는 아들에게 조용히 앉아 눈을 감은 후 발을 두 손으로 감싸 쥐고 "사마귀야 사라져라, 사라져라. 예수님 이름으로 사라져라. 아멘"이라는 말을 되풀이하라고 했다.

안드레이는 마법의 주문을 계속 외우면 사마귀가 사라진다는 말을 믿고는 매일 잠자기 전에 치유의 주문을 외웠다. 동화책에 나오는 마법사처럼 신나게 주문을 외웠다. 마법의 주문을 외운 지 1주일 뒤, 사마귀는 검게 변하더니 떨어져나갔고 새살이 나서 완전히 치유되었다.

임상심리학자 진 악터버그 박사도 여간해서 없어지지 않는 사마귀가 몹시 기쁜 일을 경험하면서 한순간에 사라진 사례를 소개하고 있다. 기쁨의 감정이 바이러스에 감염된 세포 덩어리인 사마귀를 한순간에 밀어낼 만큼 면역기능을 강화한다는 설명이다.

자신의 마술로 사마귀를 없앴다는 사실에 기뻐한 안드레이는 그 후로도 몇 년간 감기나 수두 등 잔병치레를 할 때마다 "사라져라"를 중얼거리면서 건강하게 자랐다고 한다. 보리센코 박사는 어린 아들을 보면서 고정관념이 없는 아이들에게는 모든 것이 가능하다는 사실을 절감했다고 한다.

그러나 순수하고 편견이 없던 꼬마 안드레이도 자라면서 마음의 마법을 통한 치유력을 잃어갔다. 여느 사람들처럼 할 수 있고 할 수 없는 일이라는 생각의 한계를 갖게 된 것이다.

보리센코 박사는 "무한한 가능성의 세계로 들어가기 위해서는 어린아이처럼 순수해지는 것이 하나의 방법"이라고 강조한다. 무엇이든 가능하다고 믿는 아이들의 세계에서는 마술 같은 치유가 곧 현실이 된다는 말이다.

2분 40초 만에 사라진 방광암

마음의 힘을 강의하던 어느 강연장에서 한 영상물이 공개되었다. 중국 베이징에 있는 어느 대체의학 병원의 시술 장면을 담은 4분짜리 영상물이었다.

영상 속의 병실 침대에는 한 여성이 누워 있었다. 온갖 치료를 다 시도해보았지만 실패한 말기 방광암 환자였다. 그녀는 진정제와 마취제를 쓰지 않아 의식이 완전히 깨어 있는 상태였다. 병실에는 3명의 의사와 초음파 기술자, 카메라를 든 사람, 그리고 환자까지 모두 6명의 사람들이 있었다. 시술을 시작하기 전, 초음파 기술자가 환자 앞으로 나와 그녀 몸속의 종양을 비출 기기를 설치한 후 작동시켰다. 실시간 모습을 그대로 담은 영상물을 통해 치료 과정을 생생히 볼 수 있었다.

시술이 시작되자 의사들은 마음을 집중한 후 일종의 기도를 반복해서 읊조렸다. '이미 이루어졌다. 이미 이루어졌다'는 내용이었다. 환자의 종양이 이미 치유되었다고 느끼며, 그 감정을 강화하는 언어를 사용해서 이른바 상상 수술을 한 것이다.

처음에는 아무 일도 일어나지 않는 듯했다. 그러다가 갑자기 종양이 파르르 흔들리면서 보이다가 보이지 않다가를 반복했고, 결국엔 흐릿해진 후 사라졌다. 완전히 증발해버린 것이다. 우리의 생각이 현실에 직접적으로 영향을 미칠 수 있다는 사실을 실감나게 보여준 시술이다.

상상 수술을 한 의사는 생각의 힘으로 종양을 없앨 수 있다고 확신했을 것이다. 또한 생각에 집중하는 능력도 남달랐으리라. 아마도 모든 의료진과 환자에게는 상상만으로도 치유될 수 있다는 강한 믿음이 있었을 것이다. 그 확신에 찬 상상 덕에 환자의 몸에서 종양이 사라지는 데는 겨우 2분 40초가 걸렸다.

심리신경면역학의 관점에서 보면, 환자의 강한 믿음과 긍정적인 감정이 기적적인 치유 작용을 촉진하는 생리 변화를 일으켰다는 말이다. 양자물리학의 관점에서 보면, 수술에 참여한 이들의 응집된 생각이 몸의 물리적 변화를 낳는 강한 에너지로 작용했다는 말이 된다.

양자 세계의 무한한 가능성을 역설해온 그렉 브레이든은 한 강연장에서 이 상상 수술 영상을 접한 후 세계에 널리 유포했다. 보다 많은 사람들에게 생각의 힘을 일깨우기 위해서, 양자 세계에서는 어떤 일도 가능하다는 사실을 전하기 위해서였다.

세상의 모든 가능성은 생각과 믿음이라는 언어를 통해 이루어진다는 사실을 분명히 보여준 놀라운 상상 시술인 셈이다.

즉각적인 치유가 가능한 양자 세계

실제로 양자 세계에서는 우리의 상식을 완전히 뒤엎는 놀라운 일들이 벌어진다. 프리스턴대학의 물리학자 존 휠러 박사는 실험을 통해 '현재는 과거의 양자의 행동을 변화시킬 수 있다'는 점을 발견했다. '양자 지우개 실험'이라고도 불리는 이 연구를 통해, 양자 세계에서는 이미 일어난 과거의 일까지 바꿀 수 있음을 보여주었다.

양자의 순간이동 실험에 성공해 노벨물리학상 후보에 오른 오스트리아의 물리학자 안톤 차일링거 박사의 연구에 따르면, 양자 세계에서는 공상과학 소설에서나 나올 법한 순간이동이 가능하다고 한다.

양자는 시간과 공간을 초월해 동시에 여러 곳에 존재하며, 그 어떤 일도 가능하다는 것이 속속 밝혀지고 있다. 이것은 그 양자로 이루어진 바로 '우리'의 가능성이자, 그 양자를 움직이는 동력인 우리 '생각'의 무한한 가능성을 뜻하는 것이기도 하다. 2분 40초가 아니라 1초 만에 낫는 일도 가능하다는 말이다.

뇌종양을 이긴 긍정과 상상의 힘

젊은 여성인 젠은 뇌종양으로 6개월밖에 살지 못한다는 병원 선고를 받았다. 그녀는 충격을 받았고 죽음에 대한 공포감에 휩싸였다. 갑자기 발작을 일으키며 쓰러질지도 모른다는 극도의 불안감으로 진정제를 과다 복용하기도 했다.

젠은 마음을 다스리기 위해 진 악터버그 박사를 찾았다. 그리고 병원에서 말한 '6개월 시한부'라는 것이 평균적인 통계치임을 알게 되었다. 희망을 갖기 위해 젠과 악터버그 박사는 자료를 찾기 시작했고, 젠과 비슷한 연령대의 뇌종양 환자들 가운데 27%가 10년 이상 살았으며 건강을 되찾는 이들도 있다는 사실을 알아냈다.

그 사실을 알게 된 순간 젠의 몸은 순식간에 변했다. 제대로 말을 할 수 있게 되었고, 멈추지 않던 기침도 사라졌다. 자신이 건강해질 수 있다는 희망을 갖자마자 마음의 공포를 밀어낼 수 있었고 몸도 하루가 다르게 호전되었다.

그녀의 담당 신경과 의사는 빠른 회복에 감탄하며 "두려움을 물리쳤을 때 벌어지는 일들이 경이롭다"고 말했다. 젠은 악터버그 박사를 통해 상상치유법을 배웠고 꾸준히 실천하면서 완전히 건강을 되찾았다. '6개월 시한부'라는 진단을 받은 후 병세가 빠르게 악화되던 그녀를 두고 악터버그 박사는 이렇게 말한다.

"만일 그녀가 그때 죽었다면 암 때문이 아니라, 두려움과 삶에 대한 모든 희망을 잃었기 때문일 것이다."

불치병이라고 해도 그 병에서 기적적으로 살아난 사람이 단 한 명이라도 있다면, 사망한 사람들에게 마음을 둘 것이 아니라 살아난 그 한 명에게 마음을 집중해야 한다. 설령 자신과 같은 병에서 살아난 사람이 전혀 없다고 해도 절망할 필요는 없다. 무한한 치유력을 내는 마음의 힘으로 반드시 낫는다고 믿고, 자신이 극적으로 회복한 첫 번째 사례를 만들면 된다. 이런 생각의 전환이 치유력을 무한대로 끌어낸다.

악터버그 박사가 소개하는 또 다른 환자의 경우를 보자. 갑자기 자궁출혈을 일으킨 여성이 있었다. 병원에서 온갖 치료법을 동원했지만 출혈은 멈추지 않았다. 출혈이 계속되면 죽을 수도 있기 때문에 자궁적출 수술을 할 수밖에 없었다. 그러나 아직 젊은 그녀는 평생 아이를 가질 수 없게 된다는 사실을 받아들일 수 없었다. 그녀는 수술을 잠시 미루었다. 그리고 조용한 곳에서 눈부신 치유의 빛이 자신의 자궁을 감싸는 상상을 계속 했다. 그러자 거짓말처럼 출혈이 멈추었다. 자신의 회복 가능성에 대한 철석같은 믿음과 상상이 그녀에게 완전한 치유를 선물한 것이다.

마음의 눈으로 포진 바이러스를 퇴치하다

셰일라는 10년간 만성 성기포진으로 고통을 받았다. 성기포진은 포진 바이러스에 감염되어 발병하는 염증성 질환이다. 이 병에 걸리면 성기 주위가 몹시 가렵고 작은 수포가 생기며, 나중에는 궤양으로 확산되어 극심한 통증을 수반하기도 한다. 하지만 현대 의학에선 완전한 치료법이 없다. 항바이러스성 약물을 쓰면 증상이 없어지기도 하지만, 그 후로도 계속 재발해서 환자를 힘들게 하기도 한다.

셰일라 역시 10년 동안 약물 치료를 받았지만 재발하는 포진의 고통에서 벗어날 수 없었다. 그녀가 스트레스와 우울증에 시달릴 때는 어김없이 증상이 심해졌다. 우리 몸에서 바이러스와 싸우는 면역체가 심리적 스트레스에 시달리게 되면, 감정의 생화학 작용으로 그 기능이 저하된다. 면역력이 떨어지면 포진 바이러스가 당연히 기승을 부릴 수밖에 없다.

오랜 세월 포진에 시달리며, 셰일라는 마음을 다스려야 한다는 사실을 깨달았다. 그래서 마음의 눈으로 포진 바이러스와 싸우는 이미지를 떠올리는 상상치유를 시작했다. 온몸의 긴장을 풀고 난 후 상상 속의 고래가 혈관을 타고 다니면서 바이러스를 잡아먹는 모습을 시각화했다.

상상치유를 시작하고 몇 주일 후, 그녀는 병원 검사에서 면역기능이 강해졌다는 검진결과를 얻었다. 면역체가 강화되면서 자연 치유력으로 포진 바이러스를 제압하기 시작했다. 그 후 그녀는 약 복용을 중단했지만 포진은 재발되지 않았다. 오랫동안 그녀를 괴롭혀온 포진의 고통에서 비로소 완전히 벗어날 수 있었다. 셰일라의 사례를 소개한 아일랜드의 심리학자인 이안 로버트슨 박사는 상상치유의 가치에 대해 이렇게 말한다.

"마음의 눈을 훈련하면 감정을 조절할 수 있을 뿐만 아니라, 우리 몸의 가장 기본적인 생리 상태를 조절할 수 있게 된다."

콩나물시루 같은 지하철에서도 상상만으로 짜릿한 스키를 즐길 수 있다고 말하는 로버트슨 박사는, 마음의 눈으로 보면 거의 무한대를 경험하고 이룰 수 있다고 강조한다.

죽음 앞에서도 살아난 소생력

불치병인 희귀 심장병으로 죽어가는 청년이 있었다. 서구 신사상운동에 큰 영향을 끼친 신비주의자 네빌 고다드가 그 청년을 만났을 때, 그는 앙상한 모습으로 제대로 말도 하지 못했다.

네빌은 청년에게 생각의 힘이 얼마나 무한한지 설명하고, 완치된 자신의 모습을 떠올리라고 말했다. 죽어가던 자신이 극적으로 회복되고, 그 모습을 본 의사가 "이건 기적이야"라며 놀라는 모습을 생생히 상상하라고 권한 것이다. 네빌의 말에 마음이 움직인 청년은 상상을 하기 시작했고, 거짓말처럼 회복되었다. 몇 달 후 네빌은 청년으로부터 감사 편지를 받았다. 그리고 훗날 청년을 다시 만났을 때, 그는 건강한 모습으로 살고 있었다고 한다.

그 청년은 죽음의 문턱에서도 자신의 건강한 모습을 간절히 꿈꾸었기에 살아날 수 있었다. 네빌의 말을 굳게 믿어 새로운 가능성을 온전히 받아들였고, 그의 몸은 새로운 믿음에 반응했던 것이다. 그것도 순식간에.

수많은 환자들에게 상상치유로 새로운 삶을 열게 한 네빌 고다드는 바베이도스 출신의 형이상학자다. 생각의 물리적 작용이 과학적으로 속속 밝혀지기 전부터, 그는 종교적 신념과 탁월한 통찰력으로 상상의 가치를 꿰뚫어보았다. 그리고 1940년대부터 미국에서 강연과 저서를 통해 '상상이 현실을 창조한다'는 법칙을 널리 전했다. 그는 대중에게 마음의 힘을 일깨우는 영적인 스승으로 사랑받았고, 서구의 자기계발 강사들에게 큰 영향을 준 전설적인 인물이기도 하다.

네빌의 활동과 관련해서 특히 눈길을 끄는 점은, 그의 '상상의 법칙'에 감동한 수많은 사람들이 상상을 직접 실천해서 삶을 변화시키는 기적을 낳았다는 사실이다. 자신의 소망을 이루는 상상에 집중해서 질병을 치유하고, 부를 얻고, 삶의 문제를 해결하고, 꿈을 이루었다는 수많은 사람들의 증언이 쏟아져 나왔다.

네빌의 가르침을 통해, 질병의 고통에서 해방된 또 다른 환자의 경우를 보자. 어린 시절 그네에서 떨어진 후로 척추와 엉덩이의 통증을 호소하며 살아온 환자가 있었다. 별별 치료를 다 했지만 그 고통은 39년간이나 그를 따라다녔다. 어떤 의학적 치료도 효과가 없었기에, 그는 네빌의 가르침대로 통증의 원인이 된 어린 날의 사고를 상상으로 바꾸어보기로 마음먹었다.

어린 시절 자신이 그네를 타던 그날을 상상했고, 바람이 불었지만 안전하게 그네에서 내려와 부모에게 달려가는 모습을 마음으로 그렸다. 잠자리에 누워서도 잠이 들기까지 그네에서 안전하게 내리는 모습을 계속 반복해서 상상했다. 상상치유를 시작하고 이틀이 지나자 통증이 줄어들기 시작했고, 2달도 되지 않아 모든 통증이 완전히 사라졌다. 통증의 원인이 된 과거의 사고 자체를 마음으로 새로 그림으로써 평생 달고 산 난치병을 치유한 것이다.

소망을 이룬 느낌 속에 살기

네빌의 상상의 법칙을 실천해서 희귀한 불치병을 이겨낸 사람들도 많다. 그들 가운데 한 사례를 보면, 혈액과 혈관이 굳어가는 희귀병으로 2년간 제대로 움직이지도 못한 중환자가 있었다. 그 어떤 의학적 처방도 소용이 없었던 그는 마지막 희망으로 상상치유를 시작했다.

친구가 보내준 아름다운 풍경이 담긴 엽서를 보면서, 그 멋진 해변에서 건강하게 뛰어다니는 자신을 상상했다. 엽서의 사진을 마치 살아 있는 풍경처럼 실감나게 상상하면서 그 기쁨을 만끽했다.

그가 상상치유를 시작하고 1주일이 지난 어느날, 갑자기 심한 통증이 몇 분간 밀려왔다. 그리고 통증이 멈추자 온몸을 자유롭게 움직일 수 있게 되었다. 차츰 좋아진 것이 아니라 순식간에 완전히 나은 것이다. 자신의 건강한 모습을 생생히 상상하고 기쁨을 느꼈던 그는 거짓말처럼 불치병을 완치했다.

네빌이 강조한 치유의 비결은 바로 이것이다. 건강은 이미 이루어졌고, 꿈은 이미 현실이 되었으며, 기도는 이미 응답을 받았다고 느끼는 것이다. 소망을 이룬 후의 기쁨을 온전히 받아들이고, 소망을 이룬 모습을 상상하라는 말이다.

네빌은 "상상 속에서 자신의 의지대로 원하는 이미지를 만들 수 있는 사람이라면, 상상의 힘으로 운명의 주인이 될 것"이라고 강조한다.

| 4 |

집에서 하는
상상치유 처방전

Imagination healing

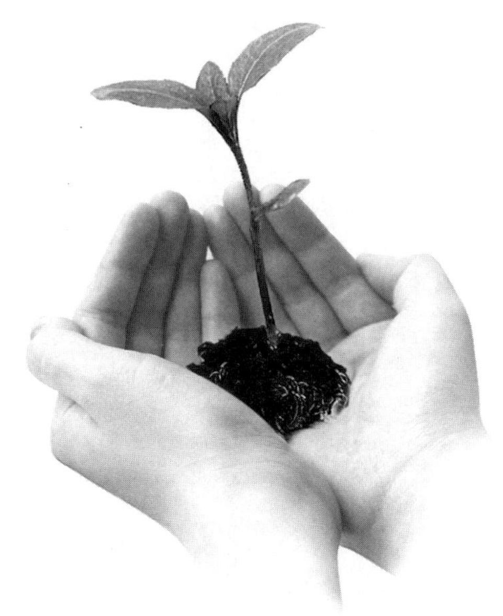

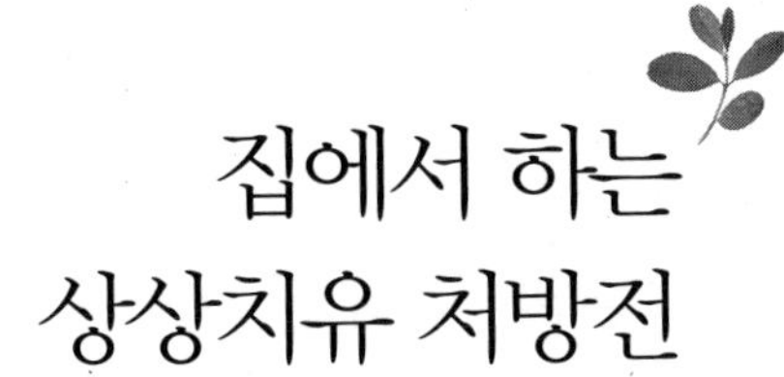

집에서 하는 상상치유 처방전

나를 치유해줄 진짜 명의

나는 질병의 근원이자 치유의 근원이다. 내가 어떤 마음을 갖고 어떤 삶을 사느냐에 따라 발병을 부추기기도 하고 치유를 촉진하기도 한다. 따라서 진정한 치유와 건강은 바로 내게 달려 있다는 사실을 분명히 인식해야 한다. 이것이 바로 치유로 향하는 첫걸음이다. 그러나 많은 사람들은 병을 치료하는 일이 의료 전문가들만의 특별한 일이라고 생각한다. 그래서 자신의 건강 문제를 무조건 남에게 맡기는 경우가 많다. 이것은 건강에 대한 주체성을 타인에게 넘기고 스스로 무력해지는 결과를 낳는다.

병원에만 의존하는 태도는 의학의 한계 앞에서 번번이 좌절을 겪기도 한다. 의학으로 고치지 못하는 병이 얼마나 많은가. 완치는 기대할 수 없이 증상만 완화시키며 평생 병자로 살아야 하는 병은 또 얼마나 많은가! 오늘날 문제가 되는 대부분의 만성병이 그럴 것이다. 하지만 우리 내면에는 의학의 힘을 능가하는 크나큰 치유력이 있다. 마음이 만드는 만병통치의 힘을 끌어낼 수 있는 것은 바로 나 자신이다.

적극적인 환자가 치유된다

환자의 주체성과 적극성은 치유력과 직결된다. 이 사실은 임상연구를 통해 증명되기도 했다. 존스홉킨스 의대 연구팀은 "환자의 독립성, 낙천성, 신뢰감이 높을수록 치료가 빠르다. 환자의 몸은 의사의 신념보다 환자 자신의 신념에 더 직접적으로 반응한다"고 밝혔다.

미국의 심리학회 회장을 지낸 펜실베이니아대학 마틴 셀리그만 교수는 실험을 통해, 환자의 적극적인 의지가 치유력을 높인다는 연구결과를 발표했다. 그는 실험에서 A그룹 쥐에게는 전기충격으로 스트레스를 주고 다른 방으로 도망가면 다시 같은 충격을 주어 피할 수 없는 상황을 만들었다. B그룹 쥐에게는 전기충격을 주되 다른 방에서는 충격을 주지 않아서 도망갈 수 있는 상황을 만들었고, C그룹의 쥐에게는 전기충격을 전혀 주지 않았다. 이들 세 그룹의 쥐에게 모두 암세포를 주입한 결과, A그룹은 73%, B그룹은 31%, C그룹은 51% 암세포가 퍼져 있었다.

이 연구결과를 통해 뜻밖의 사실이 알려졌다. 비록 충격을 받아도 자신의 의지로 피할 수 있다고 믿는 쥐가 편안하게 지낸 쥐보다 더 건강하다는 것이다. 이는 자신의 의지로 고통에서 벗어날 수 있다는 생각이 치유에 큰 영향을 미친다는 말이다.

시카고대학의 심리학자 수잔 코바사 교수의 연구결과도 다르지 않다. 코바사 교수는 기업의 건강한 중역 200명을 대상으로, 심한 스트레스 속에서도 건강을 유지하는 비결을 연구했다. 그 결과, 이들에게는 다음과 같은 공통점이 발견되었다. 자신의 삶을 스스로 다스릴 수 있다는 통제감과 문제에 적극적으로 도전하는 도전성, 그리고 자신의 삶에 전념한다는 것이었다. 자신의 의지대로 삶을 이끌 수 있다는 신념은 어떤 난관 앞에서도 긍정적인 마음을 갖게 한다. 질병을 비롯한 모든 문제는 전적으로 자신에게 달렸다는 통제감이 건강을 만드는 동력이라는 말이다.

심신의학자 존 스펜서 박사도 환자의 주체성을 강조한다. 그는 의식, 감정, 생각, 믿음은 모두 치유와 직결돼 있고 "가장 중요한 것은 자신이 이 모두를 통제할 수 있다는 생각"이라고 한다. 따라서 "건강은 우리가 수동적으로 받아들여야 하는 것이 아니라, 적극적인 노력으로 성취해야 하는 것"이라고 말한다.

자신에게 내재된 강한 치유력을 스스로 끌어낼 수 있다고 생각하면, 긍정적인 감정이 만드는 생리 작용으로 인해 면역력은 무한대로 강화된다. 의학의 예상을 깨고 기적적으로 나은 이들은 대부분 '불치'라는 진단에도 굴하지 않는, 치유에 대한 믿음과 주체성이 있었다.

배우 이주실 씨도 그런 이들 가운데 한 사람이다. 그녀는 17년 전 유방암 진단을 받고 1년을 넘기지 못할 것이라는 선고를 받았다. 그러나 지금까지 왕성하게 활동하고 있다. 모든 것이 마음먹기에 달렸다고 생각한 그녀는 고통스런 투병 중에도 열정적으로 무대에 섰고, 타인을 위한 봉사활동도 꾸준히 실천하며 스스로 긍정의 에너지를 만들어냈다. 그녀는

"낫는다는 믿음을 갖고 자신이 목표로 삼은 것에 전념할 때, 불치의 암도 이길 수 있다"고 강조한다.

'시한부 1년'이라는 선고 앞에서도 절망하지 않고 스스로 희망을 만들어 "암이 오히려 은총이다"고 말하는 이주실 씨. 그녀는 올해 예순일곱이다. 아토피, 중풍, 암을 이겨내고 '김팔팔 할머니'로 통할 만큼 건강하신 내 어머니 역시 70대다. 노년의 그들이 보여준 크나큰 치유의 힘은 우리 모두에게 있다.

환자들이 밖에서 애타게 찾는 명의는 실은 자기 안에 있다. 완전한 치유와 완전한 건강을 책임질 진짜 명의 말이다.

삶과 병에 대한 두려움 없애기

환자들은 대부분 병을 지나치게 두려워한다. '난치' 혹은 '불치'라는 진단에 휘둘려 절망과 불안감을 키우는 경우가 많다. 아니면 '병세가 더 심해지는 건 아닐까' 하는 부정적인 생각에 갇혀 있기도 한다. 문제는 병에 대한 공포감이 병을 부추기는 생리 작용을 낳는 데 있다. 질병에 대한 두려움이 병을 만든다는 말이다. 우리의 생각과 감정은 인체 생화학 작용을 통해 몸 전반에 바로 영향을 미치기 때문이다.

실제로 의학자들의 임상보고에서도 중병을 진단받은 후 병세가 빠르게 악화된 사례를 많이 볼 수 있다. 비교적 건강하게 생활하던 사람이 암 진단을 받고 몇 시간 만에 사망한 경우가 있는가 하면, 자신이 이용한 신

약이 오랜 임상시험 결과 효과가 없는 것으로 나타났다는 보도를 들은 후 완치되었던 암이 재발해서 며칠 후 사망한 사람도 있다.

두려움, 공포, 절망 등의 부정적인 생각은 노르아드레날린, 아드레날린, 코르티솔 등의 스트레스 호르몬과 신경전달물질을 분비해, 혈관 수축, 혈압 상승, 에너지 고갈 등의 생리 작용을 낳고 결국 면역기능을 저하시킨다. 심하게 놀라거나 공포감을 느낄 때면 온몸이 긴장해서 굳어지고, 뒷목이 뻣뻣해지며, 눈앞이 아득해진 경험이 누구에게나 있을 것이다. 이런 변화가 모두 두려운 마음이 일으키는 생리적 변화로 나타나는 현상이다. 뭔가에 대한 두려움이 바로 면역력을 저하시켜 질병을 더욱 부추기게 된다.

그래서 의학자들은 질병보다 질병에 대한 공포감이 병을 더 키울 수 있다고 경고한다. 캘리포니아 의대 교수이자 웃음요법의 창시자인 노먼 커즌스 박사는 "질병의 치료에서, 환자를 공포와 불길한 예감으로부터 해방시키는 것만큼 중요한 일은 없다"고 말한다. 환자들에게 무엇보다 중요한 것은 병에 대한 두려움을 없애는 일이라는 말이다.

질병이 아니어도, 우리는 일상 속에서 적잖은 두려움을 갖고 산다. 사람에 대한 두려움, 실패에 대한 두려움 등 만성적인 걱정꾼으로 사는 경우가 많다. 두려운 감정을 품고 산다면 심신의 스트레스로 계속 작용해서 필연적으로 면역기능을 무력화시키는 결과를 낳는다.

한 연구보고에 따르면, 우리가 걱정하는 일 가운데 96%가 하나마나한 불필요한 걱정이라고 한다. 결코 앞으로 일어나지 않을 일이나, 과거에 일어나서 지금은 어찌 해볼 수 없는 일이나, 아니면 쓸데없이 사소한 일에 매달려 걱정을 이어간다고 한다.

실제로 많은 사람들이 미래를 앞당겨 걱정한다. 아직 일어나지도 않은 일을 미리 부정적으로 예측해서 스스로를 괴롭히는 것이다. 양자물리학의 관점에서 보면, 걱정은 걱정하는 그 일을 현실화하는 결과를 낳는다. 자신이 현재 집중하는 생각이 바로 현실이 되는 에너지이기 때문이다.

병과 삶에 대한 두려움을 밀어내기 위해서는, 자신의 잠재력을 믿고 걱정거리가 해소된 즐거운 모습을 상상하면서 '지금 이 순간'을 충실히 살아야 한다. 긍정적인 상상은 믿음을 강화하는 초강력 도구다.

낫는다는 믿음의 강화

자신에게 긍정적인 정보를 많이 제공하면 믿음은 자연스레 강화된다. 이를테면 첨단 과학이 밝힌 마음의 생리 작용에 대한 정보를 제대로 이해하고 받아들이면, 병에 대한 두려움은 없어진다. 자신의 마음의 치유력으로 이겨내지 못할 병이 없다는 사실을 자각하게 되면 당연히 두려움은 사라질 것이다. 불치 및 난치병을 이겨낸 사람들에 대한 정보를 적극적으로 받아들이는 것도, 긍정적인 정보를 통해 심리적 두려움을 밀어내는 데 도움이 된다.

'반드시 낫는다'는 믿음은 그 자체로 이미 강력한 치유 에너지다. 믿음은 두려움을 밀어내고, 심신의 긴장을 이완하며, 생리적 안정을 불러온다. 몸의 생화학 변화를 통해 면역력을 강화하는 동력이 된다.

의학적으로 이미 증명된 플라시보 효과는 믿음의 치유력을 잘 보여준다. '반드시 낫는다'는 강한 믿음이 치유의 생리 작용을 촉진한다. 자신이 낫는다고 굳게 믿고, 치유된 모습을 상상하며, 말과 글을 통해 건강하다고 자주 표현하는 것도 무의식에 영향을 주는 방법이다.

종교생활을 통해 믿음을 키우는 것도 좋은 방법이다. 듀크대학 해롤드 코에닉 교수의 연구결과를 보면, 정기적으로 종교 활동을 하는 이들의 생존 가능성이 그렇지 않은 이들보다 40% 이상 높게 나타났다. 종교 활동이 긍정적인 세계관을 형성하고, 치유에 대한 믿음을 강화하는 데 도움을 주기 때문이다. 종교와 기도가 플라시보 효과를 내는 것이다.

세계적인 심신의학 병원인 메닝거클리닉의 엘머 그린 박사는 어떤 환자들이 치료의 효과가 없는지에 대해 조사했다. 그 결과, 치료가 안 되는 환자들은 의식적이든 무의식적이든, 더 높은 차원의 힘이 존재함을 부정하는 사람들이라고 한다. 즉 무한한 가능성을 부정하는 사람들, 치유의 가능성을 믿지 않는 환자들이 결국 더 나은 현실과 치유를 이룰 수 없다는 말이다.

자신이 나을 것이라고 굳게 믿으면 어떤 상황에서도 치유의 문을 연다. 문형철 감독이 그런 이들 가운데 한 사람이다. 우리나라 여자 양궁의 국가대표 감독을 맡아 세계 양궁을 재패한 영광의 주인공인 그는, 베이징올림픽을 앞둔 2007년 말 갑상선암 3기라는 진단을 받았다. 하지만 선수들의 동요를 막기 위해 사람들에게 1기라고 말했고, 스스로도 가볍게 여기려고 의식적으로 노력했다. 강한 승부근성을 지닌 감독답게 '암과 싸워서 절대로 지지 않겠다'는 생각으로 무장했고, 모든 병은 환자가 어떻게 받아들이느냐의 문제라고 여겼다. 암 수술 후 10일 만에 전지훈련에 참석할 만큼 강한 의지를 보였던 그는 결국 암에서도, 그리고 올림

픽에서도 모두 승리했다. 문 감독의 두려움 없는 믿음이 세계 양궁과 암을 모두 제패한 원동력이 된 것이다. 현재도 그는 후배들을 지도하며 왕성하게 활동하고 있다.

반드시 낫는다고 믿을 때 치유는 이미 시작된 것이나 다름없다. 낫는다는 생각이 몸의 생리 작용을 변화시키고 치유의 물질을 끌어내기 때문이다.

질병 치유뿐 아니라 우리의 삶은 자신의 믿음에 의해 결정된다. 자신이 간절히 바라는 소망에 한계를 부여하는 것도 믿음이고, 그 한계를 허물고 소망을 무한히 이루어내는 것도 믿음이다.

세상에 낫지 못할 병이란 없다. 첨단 심신의학과 양자물리학은 그 사실을 과학적으로 입증했다. 실제 기적적으로 치유한 수많은 환자들 또한 그 사실을 명쾌하게 증명하고 있다. '불치'라는 고정관념이 '불치'의 현실을 만들고, '완치'한다는 믿음이 '완치'의 현실을 만든다.

자기 내면과의 대화

하버드 의대에서 대학원을 다니던 전도유망한 여성이 있었다. 사람들은 세계적인 일류 대학을 나와 박사과정까지 밟고 있는 그녀를 몹시 부러워했다. 그러나 정작 그녀는 행복하기는커녕 많은 병과 싸우고 있었다. 고혈압, 심장부정맥, 편두통, 위경련, 만성 기관지염, 폐렴, 공황장애, 면역기능 장애 등 걸어 다니는 종합병원 신세가 되어 근근이 학업을 이어갔다. 하버드 의대의 쟁쟁한 인맥과 의술을 총동원해 치료를 받기도 했지만 낫기는커녕 병세는 나날이 악화되어만 갔다.

그녀는 죽음의 문턱에서 비로소 자신의 마음을 들여다보게 되었다. 그러면서 어린 시절에 겪은 마음의 상처와 끝없는 경쟁심이 병을 부추기고 있음을 깨달았다. 그 사실을 알게 된 그녀는 명상 등을 통해 마음의 평화를 찾고, 부정적인 기억을 긍정적으로 바꾸기 위해 부단히 노력했다. 불안하고 부정적인 마음을 고요하게 다스리자 그녀의 병은 6개월도 되지 않아 모두 사라졌다. 그녀는 뼈아픈 경험을 계기로 질병 치유에서 가장 중요한 것이 바로 '마음'이라는 사실을 깨달았다.

그녀가 바로 하버드 의대 출신의 심신의학자 조안 보리센코 박사다. 그녀는 심리신경면역학자인 남편과 함께 환자와 의사를 대상으로 마음의 치유력을 교육하며 활발히 활동하고 있다. 보리센코 박사는 수많은 병에 시달렸던 당시를 이렇게 회고한다.

"많은 진단과 처방이 있었지만 그 어떤 의사도 묻지 않았다. '당신에게 요즘 무슨 일이 있는가?', '무엇 때문에 힘든가?', '어떤 일을 하면 즐거운가?', '당신 인생의 의미는 어디에 있나?', '성공을 무엇이라고 생각하는가?'와 같은 가장 중요한 질문을 하지 않았다. 그런 질문을 했더라면 아마 치유의 열쇠를 빨리 찾았을 것이다."

그녀는 의과대학의 교과서에는 없는 질병의 근원적인 치유법을 스스로 찾아야 했다. 그리고 마음에서 그 답을 얻으면서 새로운 삶을 열었다고 한다.

자신의 마음 들여다보기

보리센코 박사처럼 우리는 누구나 삶에서 불안과 절망, 분노를 경험한다. 그 마음의 병이 몸의 병을 키운다. 당신이 앓고 있는 지병의 근원적인 뿌리가 바로 당신의 마음과 무관하지 않다는 말이다.

즐거운 마음으로 밤을 새우며 일할 때는 별 탈이 없지만, 슬프고 우울할 때는 조금만 과로해도 몸살이 난다. 행복한 감정으로 눈바람을 맞을 때는 끄떡없지만, 절망적일 때 찬바람을 맞으면 바로 감기에 걸린다. 마음이 발병을 부추기는 가장 핵심적인 요소이기 때문이다.

그러나 다행히도 그 마음을 바꾸면 다시 건강을 회복할 수 있다. 그런 사실을 스스로 깨달아야 한다. 보리센코 박사처럼 질병을 치유하고 건강을 되찾기 위해 자신의 마음상태를 점검해야 한다.

많은 의학자들이, 심리적인 고통을 겪고 난 후에 발병하는 이들이 많다는 사실을 지적해왔다. 가족의 죽음, 실직, 이혼, 은퇴, 사업 위기, 인간관계의 변화, 정체성의 위기, 그리고 절망감과 무력감을 주는 사건 등을 겪으면서 그 심리적 스트레스가 생리적 메커니즘을 통해 발병을 부추기게 된다. 마음의 스트레스가 몸의 병으로 나타나는 것이다. 그래서 칼 사이먼튼 박사는 건강 회복을 위한 첫걸음으로 발병 전에 삶에서 겪은 큰 스트레스를 확인하라고 한다.

"모든 사람은 자신의 병이나 건강에 관여한다. 때문에 치유를 위한 첫 단계는 자신이 발병에 어떻게 관여했는지 확인하는 일이다. 그러기 위해 우선 환자는 질병을 진단받기 이전 6~18개월 동안 자신의 삶에 일어난 큰 스트레스를 확인하는 것이 중요하다."

자신의 감정 상태와 발병 사이의 연관성을 스스로 깨닫는 것이, 감정의 변화를 이끄는 데 강력한 자극제가 된다는 말이다. 발병 전에 겪은 삶의 변화나 스트레스를 목록으로 작성해서, 그 심리적 스트레스를 없애는 합리적인 방법을 찾아야 한다. 마음상태가 병을 부추기는 요인이라는 사실을 이해한다면, 건강을 위해 무엇을 어떻게 변화시켜야 하는지 스스로 자각하게 될 것이다.

마음을 고통스럽게 하는 삶의 스트레스를 인식하고 그에 대처하는 방법을 찾아내는 것이, 완전한 치유와 건강을 위한 필수 과제다. 남의 시선이나 요구에 매달려 자신의 감정적 요구를 계속 무시하고 살아왔다면, 마음이 시키는 대로 따를 때 비로소 치유될 수 있다. 자신의 심리적·신체적·감정적 요구를 따르는 삶이 진정한 건강을 불러올 것이다.

끝없이 더 많은 것을 추구하는 위험한 성공주의에 빠져 스스로 심신을 괴롭힌다면, 현재의 삶에서 행복을 찾는 법을 배워야 한다. 인간관계의 갈등으로 고통을 겪는다면, 용서를 통해 갈등을 풀고 심신을 평온하게 만드는 법을 익혀야 한다. 결국 나와 남을 사랑하고 세상과 화해할 때 치유될 수 있다는 사실을 깨달아야 한다.

어둡고 부정적인 마음을 밀어내고 평화와 기쁨을 찾는 길, 그것이 바로 완전한 건강으로 가는 지름길이다.

지금 내 마음은 어떤가? 세상에 대한 불만, 누군가에 대한 분노, 지난날에 대한 후회와 상처, 뭔가에 대한 두려움 등 부정적인 감정으로 차 있지는 않은가? 질병에서 온전히 벗어나고 싶다면 우선 자신에게 이런 질문을 던져야 한다. 그리고 그 어둔 감정을 털어낼 길을 적극적으로 찾아야 한다.

마음의 상처 치유법

많은 사람들이 과거의 기억에서 자유롭지 못한 삶을 산다. 우리가 지닌 부정적 감정의 뿌리 역시 과거의 기억과 연결된 경우가 대부분이다. 어린 시절 부모로부터 받은 마음의 상처, 지난날의 정신적 충격, 과거에 실패했던 경험, 자신의 행동에 대한 후회 등 이미 지나간 일임에도 과거의 고통에 매여 있는 것이다. 그러다 보면 스스로 감정적 스트레스를 되새김하면서 계속 몸과 마음을 괴롭히게 된다.

끔찍한 교통사고를 경험한 후, 몸은 회복되었지만 마음은 그 충격에서 벗어나지 못하는 이들이 있다. 차를 무서워하고 교통량이 많은 곳에서는 언제나 긴장을 한다. 심신이 긴장하면 자연히 스트레스 반응이 일어나 신경계와 면역계 전반에 악영향을 미친다. 그 생리 작용이 우울증이나 통증을 일으키고 더 심각한 병을 부추기기도 한다. 뇌과학자인 일본 게이오기주쿠 의대 와타나베 히사코 교수는 부정적 기억의 생리 작용에 대해 이렇게 말한다.

"긴장과 불안 때문에 뇌가 끊임없이 경계 태세에 놓이게 되면 사소한 스트레스에도 쉽게 나쁜 기억이 되살아난다. 그 기억회로가 활성화되고, 이어서 스트레스 호르몬이 분비되는 악순환이 반복된다."

부정적인 기억의 재생으로 면역계를 무력화시키는 스트레스 호르몬이 끊임없이 생성되어 발병을 부추긴다는 말이다.

심리학자 마틴 샐리그만 박사에 따르면 정신적으로 충격을 받으면 무력감을 배우게 된다고 한다. 이것을 '학습된 무력감'이라고 한다. 큰 충격으로 무력감을 경험한 사람은 이후에도 무력한 감정을 이어가는 학습의 효과를 낸다는 말이다. 과거의 부정적 기억으로 형성된 다양한 부정적 감정 또한 학습되어 이어질 것이다.

우리의 의식과 무의식 전반에 존재하는 부정적인 기억은 건강을 해치는 생리 작용을 낳는다. 우리가 생각하고 기억하고 자각하는 것이 의식이라면, 무의식은 자각하지 못하는 세계다. 비록 의식하지는 못하지만 무의식은 우리 삶에 큰 영향을 미친다. 뇌과학자들은 뇌 용량의 95%를 무의식이 차지하고 있다고 한다.

어릴 적부터 경험을 통해 형성된 무의식은 내 삶에 대한 총체적인 기억이다. 지난날의 기쁨과 슬픔, 희망과 절망, 아픈 기억이 모두 무의식에 보관되어 있고, 의식으로 연결되어 현재의 생각과 행동에 영향을 미친다.

우리의 의식과 무의식에 존재하는 부정적인 기억이 만든 부정적인 감정은 스트레스 호르몬을 계속 생산하는 생리 작용을 낳는다. 결국 면역력을 무력화시켜 발병의 주요 원인이 되는 것이다.

과거의 기억과 감정에 매여 질병을 만들고 있는 사람이 건강을 되찾는 방법은 하나뿐이다. 지난날의 기억에서 벗어나는 것이다. 어느 의학 보고에 따르면, 말을 심하게 더듬고 부끄럼을 많이 타던 사람이 기억상실증에 걸려 과거의 기억을 모두 잃어버린 후부터 말을 더듬기는커녕 당당한 성격으로 변해 가족들을 놀라게 한 사례가 있다고 한다. 과거의 기억 속에 존재하던 무력했던 기억이 사라지면서, 원래의 밝고 긍정적인 성격을 되찾은 것이다.

상상을 통한 부정적 기억 지우기

감정적으로 과거에 속박되어 있다면 우선 과거에서 해방되는 법을 배워야 한다. 그것이 치유의 필수 과제다. 과거로부터 놓여나 마음의 상처를 치유하고 평화를 얻으면 자연스럽게 건강은 회복된다.

부정적 감정을 만드는 부정적 기억을 지우기 위해 상상을 이용하자. 상상으로 당시의 일을 떠올리고 의식적으로 지우는 훈련을 통해 아픈 기억에서 해방될 수 있다.

완전한 치유와 건강을 이루기 위해, 마음의 상처를 지우는 지우개 상상을 실천해보자.

상상훈련 부정적 기억의 지우개 상상

- 조용한 장소에서 편안한 자세로 눈을 감는다.
- 천천히 숨을 내쉬면서 자신의 호흡에 집중한다.
- 마음의 눈으로 머리끝부터 발끝까지 천천히 내려오면서 온몸의 긴장이 완전히 풀린다고 상상한다.
- 온몸이 편안하고 따뜻하고 기분 좋게 축 늘어지는 모습을 상상한다. 속으로 '편안하다'고 말한다.
- 자신을 괴롭히는 고통스런 과거의 기억을 떠올린다.
- 마치 영화관에서 상영되는 영화를 보는 것처럼 그때의 일을 구체적으로 상상한다.
- 떠올리기 싫은 일이라고 해도 피하지 말고 그때의 감정과 마주한다.
- 당시의 감정에서 한걸음 물러나 관찰자처럼 담담히 바라본다.

- 고통스러운 당시의 장면을 마치 칠판지우개로 지우듯이 깨끗이 지운다.
- 그리고 이렇게 말한다. '누구나 살면서 행불행을 겪습니다. 나는 행복한 삶을 선택합니다.'
- 자신의 소망을 이룬 행복한 모습을 상상한다.
- 가족과 함께 서로 축하하고 사랑의 말을 나누는 모습을 상상하고, 그 감정을 생생히 느껴본다.
- 그리고 이렇게 말한다. '충만한 평화와 행복에 감사합니다.'
- 행복한 감정을 잠시 더 느낀 후 천천히 눈을 뜨고 일상으로 돌아온다.

우리는 의식적으로나 무의식적으로 고통스런 기억을 피하려는 경향이 있다. 피한다는 것은 계속 고통스런 기억의 노예가 되어 긴장을 유발하고 심신의 에너지를 고갈시킨다는 뜻이다. 그 기억 속으로 들어가서 고통을 객관적으로 바라보게 되면 마음의 저항은 사라진다. 고통의 희생자로 느끼는 대신, 그 기억의 관찰자가 되면 마음의 상태는 변한다. 고통스럽던 기억을 떠올려도 감정이 동요되지 않는다는 것을 알게 된다. 과거의 기억에서 감정적인 상처를 없애는 일은 건강한 자아상을 만드는 밑거름이다.

지금껏 살아오면서 원망, 후회, 분노, 충격, 슬픔, 좌절, 수치심 등을 일으킨 기억들을 대상으로 하나하나 지우개 상상을 하면, 감정을 정화하는 데 큰 도움이 된다. 과거의 아픈 기억을 감정의 동요 없이 덤덤히 떠올릴 때까지 지우개 상상을 계속 하자.

살다보면 또 다시 마음의 상처가 되는 일을 경험하게 된다. 그럴 때마다 다시 그 일을 대상으로 지우개 상상을 하면 마음의 평화는 이어질 것이다. 마음의 평화는 곧 치유와 건강의 원동력이다.

우리의 생각과 가치관은 타고나는 것이 아니라 학습된 것이다. 오랜 세월 동안 주입되고 반복적으로 경험하면서 학습된 것이다. 학습된 것이기에 당연히 바꿀 수도 있다. 자신이 원하는 자아상에 제동을 거는 생각의 습관을 변화시킬 수 있다는 말이다. 우리는 스스로 마음의 상처를 치유하고 평온해지는 연습을 통해 심리적 평화를 얻을 수 있다. 자전거 타는 법을 배우는 것처럼 누구나 할 수 있다.

상상으로 용서하는 치유법

심리적 충격을 준 기억을 정화하듯, 상처를 준 사람에게서도 감정적으로 놓여나야 한다. 그렇지 않다면 스스로 분노의 감정을 끌어안고 사는 셈이 된다. 부정적 감정의 핵심이 되는 분노는 심신을 파괴하는 감정이다. 분노가 인체에 미치는 생리 작용을 연구한 듀크대학교 정신과 레드포드 윌리엄스 교수는 "분노가 사람을 죽인다"고 단언한다.

오랜 세월 분노에 매여 병을 부추겨온 사람이 해야 하는 근원적인 치유법은 바로 용서다. 용서는 진정한 치유의 열쇠다. 용서를 통해 분노가 사라지면 심신은 스트레스에서 해방되고, 결국 치유의 생리 작용을 촉진한다.

위스콘신대학 심리학과의 로버트 엔라이트 교수는 분노의 감정을 풀고 용서하는 마음을 지닐 때 심장 건강에 긍정적인 영향을 준다는 연구 결과를 발표했다. 심장병 환자를 대상으로 용서하는 그룹과 그렇지 않은 그룹으로 나누어 실험한 결과, 용서 그룹의 심장 상태가 더 호전된 것으로 나타난 것이다. 엔라이트 교수는 처음에 용서하기 힘들어하던 환자도 훈련을 거듭할수록 변하는 모습을 보였고, 용서가 건강에 효과가 있음을 확인했다고 한다.

정신의학자이자 호스피스운동의 선구자인 엘리자베스 퀴블러 로스 박사도 자기 자신을 치유하기 위해서는 반드시 용서가 필요하고, "용서를 통해 상처를 치유함으로써 진정한 자신이 될 수 있다"고 말한다.

누구나 살아가면서 실수하고, 서로에게 상처를 주며, 분노하게 된다. 문제는 그 감정을 계속 끌어안고 살아가는 데 있다. 용서하지 않으면 감정의 노예가 되어 스트레스 호르몬에 중독된 채 살게 된다. 이것이 우리를 계속 아프게 하는 이유다. 용서가 필요하고 용서하는 법을 배워야 하는 것이 그 때문이다.

상처를 준 사람에게 분노의 감정을 되새기고 있다면 용서로 치유하는 상상을 실천해보자.

상상훈련 치유를 위한 용서의 상상

- 조용한 장소에서 편안한 자세로 눈을 감는다.
- 천천히 숨을 내쉬면서 자신의 호흡에 집중한다.
- 마음의 눈으로 머리끝부터 발끝까지 천천히 내려오면서 온몸의 긴장이 완전히 풀린다고 상상한다.
- 온몸이 편안하고 따뜻하고 기분 좋게 축 늘어지는 모습을 상상한다. 속으로 '편안하다'고 말한다.

- 당신에게 상처를 주는 사람이나 감정적으로 싫은 사람을 떠올린다.

- 그 사람이 어떤 말과 행동으로 상처를 주었는지 잠시 상상한다.

- 그 상황에서 당신은 어떻게 했는지 생각해본다.

- 입장을 바꿔 상대방의 관점에서 그 상황을 객관적으로 돌아본다.

- 나 역시 살아오면서 누군가에게 상처를 주고 미움을 산 적이 없는지 돌아본다. 자신도 의식하지 못한 채 그럴 수 있음을 인정한다.

- 당시의 감정과 그 사람으로부터 한걸음 물러서 이렇게 말한다. '우리는 누구도 완벽할 수 없습니다. 나도 그 사람도 다르지 않습니다.'

- 상상 속에서 당신을 분노하게 만든 사람과 만난다.

- 당신과 마찬가지로, 불완전하고 마음의 상처가 있을 그 사람의 손을 따뜻하게 잡으며 이렇게 말한다. '당신을 용서합니다. 당신이 행복하기를 바랍니다.'

- 미소를 지으며 서로 연민과 사랑의 마음을 나눈다고 상상한다. 그 사랑의 감정을 생생히 느껴본다.

- 그리고 이렇게 말한다. '충만한 사랑에 감사합니다.'

- 사랑의 감정을 잠시 더 느낀 후 천천히 눈을 뜨고 일상으로 돌아온다.

자신에게 상처를 준 사람을 용서한다는 것이 쉬운 일은 아니다. 그러나 상대방의 관점에서 보려고 시도할 때 감정은 변할 수 있다. 당시의 일을 객관적으로 시각화하는 동안 그 상황에서 자신이 한 행동과도 직면하게 된다. 우리는 자신의 행동과 생각이 무조건 옳다는 관점에 길들여져 있다. 하지만 자신의 생각을 돌아보고 객관적으로 바라보면, 도저히 바뀔 것 같지 않던 생각도 유연해지고 변한다는 것을 알게 된다.

우리는 누구나 때때로 실수를 하는 불완전한 존재다. 나도 그 사람도 예외가 아니다. 그리고 고의적으로 상처를 주는 사람은 드물다. 단지 생각이 깊지 못해서 자신의 말과 행동이 남에게 상처가 될 수 있다는 사실을 모르거나, 감정적 스트레스가 쌓인 상태에서 실수를 저지르는 경우가 대부분이다. 인생의 질곡 속에서 정서적으로 불완전할 때, 누구나 그렇게 실수할 수 있다는 사실을 인정해야 한다. 이것이 용서에서 가장 중요한 부분이다. 변화를 이끄는 코드는 바로 나와 그가 다르지 않다는 사실을 인식하는 것이다.

용서를 위한 상상 훈련을 꾸준히 하다 보면 마음속의 분노와 원한이 사라질 것이다. 스스로를 괴롭혀온 오래된 분노에서 벗어나면서 성취감도 얻을 수 있다. 또한 그 사람을 이해하고, 연민의 감정을 느끼며, 한걸음 더 나아가 진심으로 축복해주고 싶은 마음이 생길 수 있다. 내게 상처를 준 사람마저 축복할 수 있다는 사실을 깨닫게 되면, 자신의 가슴에 차오르는 기쁨을 느낄 것이다. 또한 오래된 감정의 굴레를 스스로 벗으면서, 자신의 의지와 마음의 힘으로 새로운 삶을 살아갈 수 있다는 사실을 절감하게 될 것이다. 분노에 묶여 있던 마음의 에너지를 긍정적인 방향으로 전환함으로써, 심신의 치유는 물론 보다 충만한 삶으로 나아가게 될 것이다.

스탠포드대학에서 '용서 프로젝트'를 진행하며 용서하는 방법을 체계화한 프레드 러스킨 교수는 말한다. "용서란, 자기가 원하는 것을 삶이 허락하지 않을 때도 평화롭게 살아가는 법을 배우는 것"이라고. 그는 연구를 통해, 용서하는 법을 배운 사람들이 신체적으로 더 건강하고 정서적으로 더 행복하다는 사실을 밝혀냈다. 그리고 누구나 용서하는 법을 배워서 습관화할 수 있다고 말한다.

용서를 통해 오래된 분노의 굴레에서 벗어난다면, 심리적으로 평온함을 얻은 당신의 삶은 극적으로 변할 것이다. 그리고 용서가 바로 자신에게 큰 선물임을 알게 될 것이다. 조안 보리센코 박사는 용서의 가치에 대해 이렇게 말한다.

"진정한 치유를 위해서는 마음의 평화를 당신의 유일한 목표로 삼고, 용서를 그 유일한 방법으로 삼아야 한다."

부정적 감정의 과학적 전환법

치유, 건강, 성공, 행복에서 필수적으로 요구되는 것은 긍정적인 마음이다. 그러나 긍정적인 마음이 좋다는 것을 알면서도 부정적인 마음으로 기우는 경우가 많다. 어느 통계에 따르면, 사람들은 하루에 평균 6만 가지의 생각을 하고, 그 가운데 90% 이상이 별 의미가 없거나 부정적인 생각이라고 한다. 그리고 어제 했던 똑같은 부정적인 생각을 반복하면서 스스로를 괴롭힌다고 한다.

특히 건강을 잃은 이들은 대개 부정적인 감정을 껴안고 사는 경우가 많다. 두려움, 분노, 걱정, 의심, 불만 등 스스로 부정적 감정에 갇혀 심신의 건강을 무너뜨리고 있는 것이다. 양자물리학의 관점에서 보면, 지금

부정적인 현실을 만든 것은 바로 자신의 부정적인 생각에서 비롯되었다고 볼 수 있다. 불안한 생각에 젖어 더욱 불안한 현실을 만들고, 불만에 가득 찬 생각으로 인해 더욱 불만족스런 현실을 만드는 것이다.

생각은 현실을 만드는 에너지다. 자신의 생각을 긍정적으로 바꾸는 것이 치유는 물론 긍정적인 미래를 만드는 길이다. 삶에서 갖게 되는 부정적인 감정을 잘 다스리고 긍정화하는 상상 훈련을 하는 것이 곧 치유와 건강의 원동력이다.

자신의 감정 바라보기

불안이나 우울, 불만 등 부정적인 감정이 생기면 이렇게 해보자. 우선 조용히 눈을 감고 심호흡을 몇 차례 반복한 후 자신의 감정을 담담히 바라보자. 마치 관찰자가 되어 지켜보는 것처럼. 자신이 부정적인 감정에 빠졌다는 사실을 알아차리고, 그런 감정이 자신에게 도움이 되는지 객관적으로 지켜볼 필요가 있다. 나쁜 감정이라고 해서 무조건 저항하는 것은 현명하지 못하다. 부정적인 감정이 생기는 것은 자연스런 현상이고, 그 어떤 것도 그냥 지나가는 감정일 뿐이다.

오랜 투병으로 불안감이나 우울증이 심한 환자들 가운데는 자신의 불안한 감정에 예민하게 반응하고 지나치게 저항하는 경우도 있다. 불안이나 우울을 떨치기 위해 전전긍긍하기도 한다. 그러나 저항할수록 고통은 커지기 마련이다. 양자물리학이 말하듯이, 우리의 생각에너지는 집중할수록 강력한 힘을 낸다. 불안감에 강력히 저항한다는 것은 곧 불안에 집중하는 결과를 낳아서 불안한 현실만 더욱 부각시키게 된다. 부정적인 생각에 대한 저항이나 억압은 그것에 관심을 집중하는 또 다른 방식이기 때문이다. 그런 경우, '불안해 미치겠어', '우울감에서 빨리 벗어나야 하는데 큰일이야'라며 저항하기보다는 자신의 부정적인 감정에 너그러워질 필요가 있다.

'아! 내가 또 우울감에 빠졌네.'

'이 감정 또한 불완전한 내가 만들어낸 일시적인 감정일 뿐이야. 곧 사라지겠지.'

'나의 불완전한 모습과 감정까지도 사랑한다.'

불완전한 자신을 사랑하듯, 불완전한 자신의 감정마저도 따뜻하게 바라보고 수용해야 한다. 그 부정적인 감정 또한 곧 사라질 것이라는 사실을 인식하면서 담담히 바라보면 대부분 가라앉는다. 그저 왔다 가는 감정일 뿐이다. 자신이 집중해서 관심을 두지 않고 주의를 보내지 않으면, 그어떤 부정적인 감정도 사라지게 된다. 심각하게 받아들이고 크게 생각할수록, 감당하기 힘든 감정으로 커진다는 사실을 잊지 말자.

긍정적인 감정으로 전환시키는 조건화 훈련

부정적인 감정이 들 때, 조용히 눈을 감고 심호흡을 몇 차례 반복한 후 사랑하는 사람이나 좋은 추억을 떠올리는 것도 감정 전환에 도움이 된다. 그러면 몸의 긴장이 풀리고 가슴에 따뜻함이 차오를 것이다.

성인이 되어도 뇌세포가 성장한다는 사실을 밝혀 화제를 낳은 일본의 뇌과학자 히사쓰네 다쓰히로 박사는 "인간의 뇌는 2가지 일을 동시에 처리하는 능력이 약하다"고 말한다. 우리의 의식은 긍정적이든 부정적이든

한 번에 한 가지 생각밖에 할 수 없다는 말이다.

우리는 어떤 생각을 할 것인지 선택할 수 있다. 긍정적인 기억과 생각을 떠올리기 시작하면 부정적인 기억은 자연히 밀려나게 된다. 부정적인 생각을 긍정적인 생각으로 대체해서 부정적인 감정을 제어하는 것이다.

부정적인 감정을 좀 더 적극적으로 전환하기 위해서, 상상과 기억력을 이용하는 방법도 있다.

심리신경면역학의 창시자 가운데 한 사람인 로버트 아더 박사와 허브 스펙터 박사는 물질과 마음의 관계를 알아보는 실험을 했다. 첫 번째 실험에서 면역강화 물질을 쥐에게 몇 주간 투여했다. 그리고 물질을 투여할 때마다 장뇌(녹나무를 증류하여 얻은 유기화합물) 냄새를 맡게 했다. 그러자 나중에는 면역강화 물질을 주지 않고 단지 장뇌 냄새만 맡게 해도, 쥐들의 면역세포 수가 증가한다는 사실이 밝혀졌다. 다음 실험에서는 면역억제 물질을 인공감미료인 사카린 용액과 함께 투여했다. 그랬더니 나중에는 면역억제 물질이 함유되지 않은 사카린 용액만 투여해도, 쥐들의 면역세포 수가 감소했으며 결국 모두 죽었다고 한다.

우리 몸은 기억으로부터 영향을 받는다. 장뇌 냄새와 사카린 맛에 대한 기억이 쥐들의 면역체를 조절하는 작용을 한 것이다. 이것은 특정 냄새와 맛이 뇌를 자극해 동시에 면역체를 움직이는 조건반사화된 반응이다. 아더 박사 연구팀의 실험결과는 생리학자 이반 파블로프 박사가 밝혀낸 고전적 조건 반응과 연장선상에 있다. 파블로프 박사는 먹이를 줄 때마다 종소리를 들려준 개가 나중에는 종소리만 들어도 침을 흘리는 조건화가 이루어진다는 사실을 발견했다. 우리 몸 역시 학습, 즉 조건화될 수 있다는 사실은 아더 박사의 면역계 실험을 통해 알 수 있다.

이들의 연구결과를 우리의 마음에 적용해서, 긍정적인 감정과 관련된 기억을 저장시켜보자. 말하자면 부정적인 감정을 긍정화하는 마음의 스위치를 만드는 것이다. 마음의 스위치는 부정적인 감정이 들 때 긍정적으로 전환시켜주는 일종의 기억 신호와 같은 것이다. 전원의 스위치를 끄고 켜듯이, 부정적인 마음이 들면 그 감정을 끄고 긍정적인 마음을 켜는 원리를 적용하면 된다.

마음의 스위치를 만들기 위해서 우선 행복한 감정을 일으키는 상상에 몰입하자. 눈을 감고 사랑하는 사람을 떠올리거나, 지난날 행복했던 모습을 상상하거나, 미래에 꿈을 이룬 모습을 상상해도 좋다. 자신에게 힘이 되는 이들의 모습, 프러포즈를 받던 일, 아이가 태어났던 일, 자신의 가치를 인정받던 일 등 행복한 감정을 불러일으키는 상상을 하면서 그 감정을 생생히 느끼면 된다.

온 가족이 함께한 즐거웠던 바다 여행을 떠올린다면, 오감을 동원해서 생생히 그려야 한다. 모래사장을 걸을 때의 느낌, 바다 내음, 갈매기 울음소리, 해변에서 본 넓은 바다, 바닷물에 손을 넣을 때의 느낌, 바닷가에서 마셨던 따뜻한 차, 가족들의 웃음소리 등을 하나하나 상세히 떠올린 다음 기쁨이 절정에 달할 때 그 순간을 하나의 신호로 연결해 기억하면 된다. 조건화를 시도하는 것이다. 상상 속에서 기쁨이 최고조에 이르렀을 때는 '옴' 같은 특정 소리를 내거나, 두 손가락으로 '딱' 소리를 내는 등 하나의 행동으로 상징화하자. 그렇게 정한 소리나 행동은 그때의 감정과 연결되어 자연스럽게 뇌에 저장된다. 부정적인 감정에 젖었을 때,

자신이 정한 특정 소리나 행동을 통해 그 행복한 감정을 불러내달라는 약속인 것이다. 물론 이렇게 조건화가 되려면 꾸준히 반복해야 한다. 그러나 상상을 통해 조건화 훈련을 계속하면, 나중에는 특정 소리나 행동을 통해 순식간에 의식을 전환할 수 있게 된다.

자신이 좋아하는 음악을 휴대전화에 저장해놓고, 부정적인 감정에 빠질 때마다 들으면서 감정을 전환하는 것도 효과적인 방법이다. 이럴 때 휴대전화는 감정 전환용 물품이 된다. 사랑하는 사람의 사진이나, 꿈을 이룬다는 내용의 메모를 적어 휴대하고 다니는 것도 부정적인 마음을 바꾸는 감정 전환용 방법이 될 것이다.

긍정적인 감정이 심신의 건강은 물론 삶 전반에서 중요하다는 사실은 대부분의 사람들이 알고 있다. 그러나 삶의 온갖 어려움에 직면하면서 부정적인 모드에 쉽게 젖어든다. 이미 심신의 건강을 잃은 환자들이라면 더욱 그럴 것이다. 이럴 때 마음의 스위치를 이용해서 부정적인 감정을 끄고 긍정적 감정으로 전환하면 된다. 자신의 몸이 행복한 감정을 기억하도록 상상 훈련을 통해 나만의 '마음의 스위치'를 만들어보자.

잠재의식을 치유할 마법의 말

작가 에메트 폭스는 "세상에서 가장 힘세고 건강하고 행복한 사람이 되는 길은 사랑하는 것"이라고 한다. 사랑이 충만하다면 치유하지 못할 병도, 이겨내지 못할 역경도 없다는 말이다.

긍정적인 감정 가운데서도 특히 사랑이 놀라운 치유력을 발휘한다는 사실은 많은 학자들의 임상연구를 통해 증명되었다. 하버드 의대 데이비드 맥클란드 교수, 미시간대학의 제임스 하우스 교수, 스탠퍼드대학의 크리스토퍼 코 교수, 큐슈 의대의 유키로 이케미 교수, 캘리포니아 의대의 딘 오니시 교수 등 많은 학자들이 사랑의 감정이 치유력을 높인다는 사실을 과학적 연구를 통해 밝혀냈다.

딘 오니시 교수는 20여 년간의 연구를 통해, 어떤 의학적 요소보다도 사랑이 치유와 건강의 핵심요소라는 결론을 내렸다. 오니시 교수는 "사랑과 친밀감이 불러일으키는 치유의 힘은 강력하고 실제적인 것"이라고 말한다.

사랑으로 충만한 삶이 완전한 건강으로 가는 지름길이다. 그러나 현실적으로 당장 이룰 수 없는 상황이라면, 우선 사랑을 상상해서 치유력을 높일 수 있다. 데이비드 맥클란드 교수는 단지 사랑을 떠올리는 것만으로 면역력이 강화된다는 사실을 증명했다.

건강지수를 높이고 싶다면 사랑의 감정을 불러일으키는 상상을 실천해보자.

상상훈련 건강을 위한 사랑의 상상

- 조용한 장소에서 편안한 자세로 눈을 감는다.
- 천천히 숨을 내쉬면서 자신의 호흡에 집중한다.
- 마음의 눈으로 머리끝부터 발끝까지 천천히 내려오면서 온몸의 긴장이 완전히 풀린다고 상상한다.

- 온몸이 편안하고 따뜻하고 기분 좋게 축 늘어지는 모습을 상상한다. 속으로 '편안하다'고 말한다.
- 숨을 천천히 들이마실 때는, 세상에 충만한 사랑의 빛이 함께 들어와 가슴을 채우는 모습을 상상한다.
- 숨을 천천히 내쉴 때는, 그 사랑의 빛이 온몸으로 고르게 퍼지는 것을 상상한다.
- 자신에게 가득 찬 밝고 따뜻한 사랑의 빛이 세상으로 퍼져나가는 것을 상상한다.
- 사랑하는 사람이나 사랑이 충만했던 기억을 떠올린다. 당시 사랑의 감정을 생생히 느껴본다.
- '사랑합니다'라는 말을 반복한다.
- 사랑의 감정을 잠시 더 느낀 후 천천히 눈을 뜨고 일상으로 돌아온다.

마음속에 분노와 같은 부정적인 감정이 많다면, 우선 부정적인 기억의 지우개 상상(p. 122 참조)이나 용서의 상상(p. 125 참조)부터 실천하자. 그런 다음 사랑의 상상을 하는 것이 효율적이다. 아침에 일어나서, 그리고 잠자리에 들기 전에 사랑의 상상 훈련을 꾸준히 실천하면 건강은 물론 충만한 삶을 만드는 데 큰 동력이 될 것이다.

나와 남에 대한 사랑의 마음

우리는 때때로 자기 자신을 책망하고 비난하기도 한다. 과거의 잘못과 실수를 스스로 용납하지 못할 때도 있다. 성공과 실패의 평가 앞에서, 그리고 다른 무엇과의 비교 앞에서 스스로 가혹한 비평가가 되기도 한다. 목표와 이상을 너무 높게 잡고, 그것을 해내지 못한 자신을 다그치는 것이다. 이렇게 자기 비난을 이어가는 것은 자신에 대한 사랑이 부족하기 때문이다. 이런 이들에게 건강과 행복을 기대할 수는 없다. 타인의 실수를 너그럽게 용서하듯, 자신의 과오조차 따뜻하게 껴안을 수 있어야 한다. 그리고 자신에게 용기를 불어넣고 격려해야 한다. 자신에 대한 믿음과 사랑이 없다면 결코 다른 사람과 세상을 진정으로 사랑할 수 없을 것이다.

암 진단 후 투병 기간 동안 자신을 칭찬하면서 치유 에너지를 키웠다는 피아니스트 서혜경 씨의 이야기는 자기에 대한 사랑이 긍정적인 감정의 뿌리임을 말해준다. 세계적인 피아니스트인 그녀는 명성에 걸맞게 최고의 연주를 추구하는 완벽주의자로 살았다. 그런 그녀가 2006년 유방암 3기라는 진단을 받으면서 삶은 변했다.

완벽주의자가 아닌 긍정주의자가 되어야 한다고 자각한 그녀는 투병 과정 내내 자신을 칭찬해주었고, 긍정적인 사람들과 어울렸으며, 행복한 생각에 집중하려고 노력했다. 그 무엇보다 피아노를 사랑한 그녀는 수술과 여덟 번의 항암치료, 인간이 감당할 수 있는 한계라는 33번의 방사선 치료를 받으면서도 피아노 곁을 떠나지 않았다. 피아노 연습을 할 때면 건강한 세포가 암세포를 정복하는 상상도 계속했다. 결국 그녀는 암을 이겨내고 재기에 성공했으며, 화려한 테크닉이 아닌 마음에 감동을 전하는 피아니스트로 더 많은 이들에게 사랑받고 있다. 스스로에게 엄격했던 그녀가 자신에 대한 진정한 사랑을 회복한 것이 치유의 밑거름이 된 것이다.

완전한 치유를 바란다면 먼저 자신을 믿고, 온전히 사랑하며, 쉼 없이 격려해야 한다. 스스로에게 보내는 격려와 사랑에 자신의 심신이 모두 반응할 것이다. 그럴 때 비로소 타인과 세상을 사랑으로 감싸고, 완전한 건강을 이룰 수 있다.

자신에 대한 애정이 부족하다면 자기 사랑을 회복하는 상상을 실천해 보자.

상상훈련 자신을 격려하는 사랑의 상상

- 조용한 장소에서 편안한 자세로 눈을 감는다.
- 천천히 숨을 내쉬면서 자신의 호흡에 집중한다.
- 마음의 눈으로 머리끝부터 발끝까지 천천히 내려오면서 온몸의 긴장이 완전히 풀린다고 상상한다.
- 온몸이 편안하고 따뜻하고 기분 좋게 축 늘어지는 모습을 상상한다. 속으로 '편안하다'고 말한다.
- 자신을 주로 긍정적으로 보는지, 부정적으로 보는지 잠시 생각한다.
- 자신을 주로 자책하고 비난하는 편인지, 칭찬하고 용기를 주는 편인지도 잠시 생각한다.
- 감사하는 마음으로 자신에게 미소를 보내고, 따뜻하게 안아주는 모습을 상상한다. 그 사랑의 감정을 생생히 느껴본다.
- 그리고 이렇게 말한다. '나는 좋은 사람입니다', '나를 사랑합니다.'
- 평소 약한 부분이나 지병으로 아픈 곳이 있다면, 감사와 사랑의 말을

한다. '그동안 너무 혹사시켜서 미안합니다. 열심히 일해주어서 고맙습니다. 사랑합니다.'

- 천천히 눈을 뜨고, 자신이 가장 멋지게 보이는 거울 앞에 서서 미소를 지으며 자신에 대한 격려를 반복한다. '나는 좋은 사람입니다', '나는 복덩이고 럭키맨입니다', '나를 사랑합니다.'

사랑의 기적적인 치유, 호오포노포노

사랑은 크나큰 기적을 낳는다. '호오포노포노'라는 신비한 치유법을 통해 사랑의 위대한 힘을 만나보자.

하와이 주립병원의 한 임상심리치료사는 중증 정신병을 앓는 범죄자들을 만나지도 않고, 환자의 차트에서 느껴지는 자신의 감정을 사랑으로 정화해서 병동의 환자들을 모두 치료했다. 그 기적의 치유법이 바로 호오포노포노이며, 기적을 일으켜 화제가 된 주인공은 이하레아카라 휴 렌 박사다.

'오류를 바로잡다'는 뜻을 지닌 호오포노포노는 하와이의 전통요법에 바탕을 둔 참회와 용서, 사랑의 치유법이다. 고대 하와이 사람들은 생각이 과거의 고통스러운 기억들로 왜곡될 때 오류가 발생하고 질병과 삶의 모든 문제가 생긴다고 믿었다. 무의식 속에서 끊임없이 반복되는 기억의 재생으로 인해 질병과 갈등, 불행 등의 문제가 생긴다는 말이다. 모든 문제의 해법을 자기 내면에서 찾는 그들이 만든 내적 자가 치유법이 바로 호오포노포노다.

휴 렌 박사의 치료 과정은 매우 특이하다. 환자를 직접 만나 진료하거나 치료하는 것이 아니라, 단지 환자들의 기록만 살펴보고 자신이 느낀 감정을 정화하는 데 마음을 쏟는다. 환자의 경험과 질병이라고 해도 자신이 인식하는 경험 안으로 들어왔다면, 그것은 자신이 다스리고 책임져야 할 문제라는 것이다.

호오포노포노는 자신이 경험하는 모든 것은 자신이 창조한 것이므로, 스스로 책임져야 한다고 강조한다. 자신을 정화할 때, 나와 남이 공유한 에너지가 함께 정화될 수 있다는 치유 원리인 것이다. 환자를 치유하기 위해, 환자에 대한 자신의 생각을 정화한다는 말이다.

휴 렌 박사는 서로가 공유한 경험과 감정을 정화할 때 나와 그를, 나아가 세상을 더불어 치유할 수 있다고 한다. 우리 모두는 에너지로 연결되어 있고, 우리의 생각이 현실을 만들어낸다는 양자물리학의 이론과도 상통한다.

휴 렌 박사가 자신을 정화하는 도구로 사용한 것이 바로 '사랑'이다. 환자들의 기록을 보면서 자신이 느낀 생각과 감정에 대해 참회하고 용서를 빌며 사랑으로 채운다. 사랑으로 새롭게 재충전되고 나면, 환자 역시 동일한 감정 에너지의 변화를 경험한다. 고통스럽던 환자의 내면에 사랑이 들어서고, 심신이 치유되는 기적을 낳는 것이다.

휴 렌 박사는 "기억으로부터 자유로워질 때, 우리의 무의식은 한계가 없는 제로 상태가 되어 경이로운 기적을 만든다"고 한다. 그가 말하는 제로 상태에 이르는 길은 단지 '사랑합니다. 미안합니다. 용서하세요. 고맙습니다'라고 말하는 것이다. 모든 문제의 만능열쇠가 사랑이라는 말이다. 휴 렌 박사의 이야기를 처음 세상에 알린 미국의 작가이자 성공학자인 조 바이텔 박사는 이렇게 말한다.

"치유에서 성취까지, 모든 이해를 넘어선 평화로 우리를 데려다줄 열차의 티켓은 '사랑합니다'라는 단 한마디의 말이다. 이 말은 우리 안의 모든 것을 정화하기 때문에 순간의 기적과 무한대를 체험할 수 있다. 핵심은 모든 것에 대한 사랑이다."

자신의 깊은 내면에 '사랑합니다'라고 말하는 것이 바로 치유의 문을 여는 열쇠라고 한다. 사랑의 말은 마법과 같아서 모든 한계를 없애고 그 어떤 상황도 변화시킬 수 있다는 말이다.

영적 수련을 오래 해온 휴 렌 박사처럼 사랑으로 모든 기억과 감정을 정화한다는 것이 결코 쉬운 일은 아니다. 그러나 바이텔 박사는 "언제나 답은 사랑 안에 있다"고 강조한다.

사랑의 에너지는 병든 DNA를 재생시키고, 엉킨 감정을 정화해내는 강력한 힘이 있다. 에너지로 연결된 우리는, 아니 세상 만물은 어느 한 곳이 사랑의 에너지로 정화되면 모두 영향을 받는다. 이미 양자물리학이 증명해낸 것처럼.

그렇다면 우리 모두가 자신의 마음을 정화하고 사랑으로 채운다면 어떻게 될까? 그 사랑의 에너지가 온 세상에 가 닿아 결국 세상을 완전히 변화시킬 것이다. 마법 같은 사랑의 힘이 한계를 허물고 상상 이상의 기적을 일구어낼 것이다.

신비한 영적 의사인 휴 렌 박사는 "인생의 목적은 매순간 사랑을 회복하는 것"이라고 강조하며 지금도 왕성히 활동하고 있다.

질병을 비롯한 삶의 모든 문제를 해결하고 싶다면, 마음을 다해 즐거운 노래라도 부르듯 흥얼거려보자. '사랑합니다'라고.

긍정적인 마음을 강화할 생활습관 8계명

긍정적인 마음을 강화하기 위해서는 평소 생활습관이 중요하다. 삶의 의지를 높이고 즐거움을 키우는 환경과 습관을 만들다 보면, 자연스럽게 감정도 긍정적으로 흐를 것이다. 그러기 위해 실천해야 할 생활습관은 크게 8가지다.

기분이 좋아지는 환경 만들기, 삶의 구체적인 목표 정하기, 소망을 이룬 모습을 즐겁게 상상하기, 꿈을 소리 내어 말하기, 소망을 글로 쓰기, 즐겁게 몰입할 취미 찾기, 긍정적인 이들과 교류하기, 일부러라도 자주 웃기. 이 가운데 이 책 전반에 걸쳐 소개되는 핵심주제인 상상을 제외한 나머지 부분을 살펴보자.

1. 기분 좋은 환경 만들기

우리가 사는 집과 환경은 우리의 의식과 무의식에 큰 영향을 미친다. 마음을 긍정적으로 바꾸기 위해 자신이 사는 공간을 밝고 긍정적인 감정이 들도록 꾸미는 지혜가 필요하다. 그러기 위해 우선 햇빛이 잘 들도록 채광에 신경을 쓰고, 마음을 편안하게 만드는 녹색식물을 배치하는 것이 좋다. 햇빛은 우울한 감정과 심신 무력증을 예방하고 호르몬 대사에 관여하는 치유의 광선이다. 태양광은 인체 생리 작용과 감정에 큰 영향을 미치므로, 특히 불면증과 우울증이 있다면 햇빛을 충분히 보아야 한다.

긍정적인 감정을 만들기 위해 무엇보다 중요한 것은 자신의 무의식에 긍정적인 자극이 될 만한 물건을 적절히 배치하는 것이다. 이를테면 삶의 의지를 부추기고 기쁨을 불러일으키는 사진을 집안 곳곳에 붙이면 좋다. 활짝 웃는 가족, 자녀들의 어린 시절 모습, 재롱을 부리는 손자 손녀, 하품하는 갓난아기, 좋아하는 동물, 아름다운 자연 풍경 등 미소가 떠오르는 사진을 통해 마음을 긍정적으로 이끌 수 있다. 또한 크게 감동받은 영화의 한 장면을 담은 사진이나, 건강해진 후 가보고 싶은 멋진 여행지의 사진을 붙여두는 것도 좋다. 종교가 있는 사람들은 종교적 분위기를 만들면 더욱 심신의 평화를 얻을 것이다.

치유 의지를 키우기 위해서 건강한 사람의 사진을 잘 보이게 두는 것도 좋다. 자신이 좋아하는 국가대표 운동선수, 불굴의 의지와 강인한 체력을 지닌 산악인, 혹은 자신이 가장 건강했던 시절의 사진을 걸어놓고 그것을 목표로 매순간 상상을 하면 된다. 특정 질환이 있는 사람이라면, 질병과 관련된 인체 사진을 이용해도 좋다. 가령 동맥경화증이 있다면 깨끗하고 탄력 있는 혈관 사진을 걸어놓고 의식적으로 그것이 자신의 혈관이라고 상상해보자.

치유나 건강 등 소망을 담은 글귀나 긍정적인 문구를 써서 붙이는 것도 도움이 된다.

'나는 건강한 몸과 마음으로 다시 태어났다.'

'내 삶은 건강하고 행복으로 충만하다.'

신문이나 잡지, 그리고 인터넷에 넘쳐나는 부정적인 감정을 불러일으키는 사건과 사고에는 가급적 눈길을 주지 말자. 특히 아픈 사람이 죽어가는 내용의 드라마나 영화를 보면서 감정적으로 동요 받는 것은 어리석은 일이다. 환자의 무의식에 '질병은 곧 죽음'이라는 부정적인 메시지를 줄 수 있는 것은 피해야 한다. 삶에 대한 의지를 부추기거나 감동과 웃음을 자아내는 작품을 골라서 보자.

부정적인 정보는 가급적 피하고 긍정적인 정보를 많이 접하도록 노력하는 것이 결국 마음을 밝게 이끄는 길이다. 우리가 일상을 사는 공간의 작은 부분에도 감정이 좌우될 수 있다는 사실을 기억하고, 긍정적인 환경을 만드는 데 신경을 써야 한다.

2. 삶의 구체적 목표 정하기

병을 이겨내고 살아야 할 명분을 뚜렷하게 가진 사람은 대개 병을 빨리 치유한다. 삶의 목표가 분명하기 때문에 내적 역량을 강화할 수 있다. 긍정적인 마음을 갖는 데 효과적인 방법이 바로 인생의 목표를 구체적으로 정하는 것이다. 목표는 에너지를 긍정적 방향으로 모아주는 도구다. 방향성이 있을 때 삶의 에너지는 강화된다. 이것은 치명적인 중병에 걸렸다고 해도 다르지 않다.

'시한부 1년'이라는 암 선고를 받고도 17년째 왕성하게 활동하고 있는 배우 이주실 씨의 투병 과정을 보면, 삶의 목표가 얼마나 중요한지 잘 알 수 있다. 그녀는 죽음을 구체적으로 바라보는 상황에서도, 연극에 대한 열정을 접지 않고 계속 공연 계획을 세웠다. 설령 무대에서 쓰러지더라도 팬들로부터 받은 사랑을 끝까지 갚아야 한다고 여겼기 때문이다.

사랑을 나누는 일에도 적극적인 그녀는 투병 기간 동안 꽃동네, 소록도, 대안학교, 소년원 등을 찾는 봉사활동 계획을 세웠고 실천에 옮겼다. 그리고 대학원에 진학해 박사학위까지 받으면서 배움에 대한 꿈도 하나씩 이루어갔다. 그녀는 죽음 앞에서도 꿈을 갖고 자신이 목표로 삼은 무언가를 향해 매진해온 것이 치유의 원동력이 되었다고 한다.

암을 이기고 '사이클의 황제'가 된 랜스 암스트롱 역시 삶의 목표가 치유 에너지를 높인다고 강조한다. 사이클 선수인 그는 25세의 젊은 나이에 생존율 3%의 고환암 말기라는 진단을 받았고, 이어 폐암, 뇌암으로 이어지는 죽음의 고통과 싸웠다. 그러나 수술 후 힘든 투병 기간 중에도 사이클 대회에서 우승하는 목표를 세우고 도전을 계속해서 결국 재기에 성공할 수 있었다. 물론 암도 이겨냈다. 세계 최고의 사이클 대회인 '투르 드 프랑스'에서 7연패라는 대기록을 세우기도 했다. "암을 진단받은 후 비로소 각 사이클 대회는 물론이고 삶 전반에서 목표를 세우는 법을 배울 수 있었다"고 말하는 그는 자신이 세운 목표를 이루어가면서 삶의 새로운 가치에 눈뜨고 긍정의 에너지를 강화할 수 있었다고 한다.

랜스 암스트롱은 암을 이겨낸 후 암 환자들에게 희망을 전하는 새로운 삶의 목표도 세웠다. '사이클 영웅'이기보다는 '암 환자들의 희망'이기를 원했던 그는 1997년 암스트롱재단을 만들어 세계의 암 환자들에게 활발히 후원 활동을 하고 있다. 암이 재발될 수 있는 조심스런 상황 속에서도, 그가 세우고 실천한 이타적인 삶의 목표와 열정은 분명 치유 에너지를 키우는 동력이 되었을 것이다.

삶이 힘겹고 고통스러울 때, 목표는 살아야 할 이유를 제공한다. 또한

목표를 세우고 이루기 위해 노력하는 과정에서 자신의 존재 가치와 성취
감을 알게 된다. 그런 긍정적인 변화가 치유력을 높이는 것이다.

목표를 정할 때 알아야 할 것

질병을 치유하기 위해 목표를 정할 때는 무엇보다 자신의 감정과 진솔
하게 만나야 한다. 그동안 자신의 역할이나 사회적 기대를 기준으로 목
표를 정했다면, 이제는 자신의 마음이 진정 원하는 것을 생각해야 한다.
치유를 위해서 목표를 정할 때 유의할 점은 다음과 같다.

첫째, 자신의 인생에서 정말 원하는 것이 무엇인지 찾는다. 많은 사람
들이 부모로서, 가장으로서, 조직의 구성원으로서 책임과 의무를 다하기
위해 자신이 진정 원하는 것이 무엇인지 모르거나 외면한 채 사는 경우
가 많다. 심리적 요구를 외면하는 것이 발병을 부추기는 하나의 요인이므
로, 병을 치유하기 위해서는 자기 마음이 원하는 것을 바로 찾아야 한다.

둘째, 자신이 살고 싶은 이유를 찾는다. 병든 상황에서 '낫는 것' 말고
무슨 삶의 목표가 있냐고 반문하는 이들도 있을 것이다. 물론 질병 치료
가 가장 큰 목표다. 그러나 자신이 진정 살고 싶은 이유를 찾는 것이 곧
치유 에너지를 높이는 길이다. 바로 떠오르지 않는다고 실망할 필요는
없다. 스스로에게 왜 살고 싶은지 계속 묻다 보면 삶의 목표를 찾고 긍정
의 에너지를 강화하게 된다.

셋째, 목표는 구체적이고 명확해야 한다. 평소 가보고 싶은 곳이 있었
다면 여행 계획을 구체적으로 세워보자. 자녀와 더 많은 시간을 보내고
싶다면 언제 함께하고 무엇을 할 것인지 정해야 한다. 평소 마음이 불안

하고 쫓기듯 살아왔다면, 앞으로 읽어볼 심리학 서적을 찾아 목록을 만들거나 관련 단체를 찾아 마음공부를 할 계획을 세울 수 있다. 추상적인 목표가 아닌 구체적인 목표를 세우면, 목표를 이룰 때마다 성취감을 얻고 심신 치유에 큰 도움이 될 것이다.

칼 사이먼튼 박사는 환자들에게 3개월, 6개월, 1년 단위로 단기간의 목표와 장기간의 목표를 함께 세우라고 한다. 또한 "목표는 구체적으로, 자신의 능력 범위 안에서 세우고, 단기 목표는 바로 성취감과 즐거움을 얻을 수 있는 것"이기를 권한다.

넷째, 목표는 삶의 의미나 보람, 즐거움을 주는 것이면 좋다. 보람 있는 활동이나 즐거운 취미생활이 그 대표적인 예다. 이타적인 삶의 목표를 세우고 이루는 과정에서 느끼는 보람은 긍정적인 감정을 강화한다. 많은 환자들이 사랑을 실천하거나 자신이 가진 무언가를 타인과 나누는 활동을 하면서 자연스럽게 건강을 되찾았다고 말한다. 이는 이타적인 삶의 목표가 마음을 긍정화하고 치유력을 높여준다는 말이다.

평소 일에 빠져 살아왔다면, 자신의 관심 영역을 고려해 즐겁게 몰입할 수 있는 활동을 찾는 것도 좋다. 과거 등한시해온 부분을 채우는 목표를 정한다면, 새로운 에너지를 얻을 것이고 더불어 치유를 촉진할 것이다. 질병으로 고통 받는 상황에서도, 목표를 세우고 더 나은 삶을 위해 노력한다는 사실은 환자에게 성취감을 준다. 자신의 질병도 그렇게 다스릴 수 있다는 자각으로 이어지기도 한다. 삶의 목표를 세우고 조금씩 이루어가면서 더 긍정적인 마음으로 바뀌는 자신을 발견하게 될 것이다.

3. 꿈을 소리 내어 말하기

양자물리학에 따르면, 우리의 생각은 에너지로서 현실을 만드는 동력이 된다. 우리가 쓰는 말 또한 마찬가지다. 말은 생각을 표현하고, 소망을 구체화해서 규정하며, 무의식을 자극해 현실을 만드는 에너지가 된다. 따라서 긍정적인 마음을 갖기 위해서는 평소 긍정적인 언어습관이 필요하다. 의식적으로 긍정적인 언어를 선택해 사용하는 습관을 들인다면, 결국 자신이 소망하는 치유와 건강을 이루는 데 강력한 힘이 될 것이다.

물과 파동 분야의 세계적인 대안의학자 에모토 마사루 박사의 연구결과를 보면, 언어가 발휘하는 위력을 생생히 알 수 있다. 마사루 박사는 물에 다양한 감정의 말을 전한 후 변화를 관찰했다. 그 결과, '사랑'이나 '감사', '할 수 있다'는 긍정적인 말을 할 때 물은 아름답고 조화로운 결정 상태를 이루었다고 한다. 반면 '죽인다', '하지 못한다'는 부정적인 말을 할 때 물의 결정은 일그러지거나 깨지는 것으로 나타났다.

우리 몸도 70%가 물로 이루어져 있다. 어디 인체뿐이랴! 우리가 사는 지구 역시 강과 바다, 대기 중 수증기, 땅속의 지하수 등 물로 덮여 있다. 인체 내와 그 밖의 외부환경이 수분으로 채워져 있다는 말이다. 수분으로 가득한 세상에서 부정적인 말을 하는 것은, 마사루 박사의 실험결과만 적용해보더라도 자신과 세상을 모두 파괴하는 일임을 알 수 있다. 일그러지고 깨진 결정으로 이루어진 인체와 세상에서 건강을 기대할 수는 없을 것이다.

최근 신경의학계에서는 뇌 속의 언어 중추신경이 모든 신경계를 지배한다는 사실을 발견했다. 평소의 언어습관은 우리 몸의 모든 신경계를 좌우하고 곧 면역계에도 영향을 주게 된다. 자신이 쓰는 말이 치유와 건강, 나아가 삶 전체에 큰 영향을 미친다는 말이다.

따라서 긍정적인 마음을 강화하고 그 긍정의 힘으로 건강을 이루고 싶다면, 적극적으로 자신의 소망을 말로 표현할 필요가 있다. 이것은 일종의 언어치료로, 낫는다는 믿음을 강화하는 방법이다. 가령 심장병이 있을 때 "내 심장은 항상 튼튼하고 혈관은 건강하다"는 말을 매일 정기적으로 반복하면, 그 말이 무의식에 각인되어 실제로 건강해지는 데 도움이 된다.

자신이 원하는 꿈을 말로 표현하는 것을 '확언' 혹은 '선언'이라고 한다. 성공학에서는 매우 중요하게 다루는 부분이기도 하다. 치유와 건강을 위해서도 자신만의 확언을 습관적으로 반복하면 소망을 이루는 데 도움이 된다. 확언을 할 때 유의할 점은 다음과 같다.

첫째, 부정어가 아닌 긍정어로 말하자. 우리의 무의식은 부정어를 제대로 인식하지 못한다. 따라서 "나는 병에 걸리지 않는다"고 말하면 병만 무의식에 심을 수 있다. 이럴 경우 "나는 건강하다"는 긍정적인 말로 확언해야 한다. "다리 통증이 없어진다"는 말 대신 "내 다리는 건강하고 튼튼하다"는 표현이 적절하다. 질병이나 문제에 집중해서 부정어를 사용하지 말고, 건강과 원하는 대상에 집중해서 확언하자.

둘째, 건강에 대한 소망을 이미 이룬 듯 말하자. 자신의 소망을 말하는 이들이 범하기 쉬운 실수 가운데 하나가 미래 가정형으로 말하는 것이다. '곧 나을 것'이라는 식의 미래형으로 표현을 한다. '나을 것'이라는 말은 곧 지금 아프다는 말이고, 아픈 상황에 집중하는 결과를 낳는다.

건강한 모습을 생생히 상상할 때 그 모습이 현실화되듯, 확언 역시 건강하다는 현재형의 단정적인 표현을 써야 한다. "나는 건강하다"라고 말하거나, 나아가 완전히 건강을 이룬 후의 기쁨을 느끼면서 상상하고 말하는 편이 영향력을 발휘한다. 이를테면 "내 건강한 삶에 감사합니다"라는 표현이 좋다. 자신이 느끼는 기쁨의 감정이 강하면, 생각과 말이 현실화되는 데 가속도가 붙을 것이다.

성공학자들은 성공에 이미 도달한 관점에 서야만 성공의 방법론을 얻는다고 강조한다. 건강을 소망하는 상상을 하거나 기도를 할 때도 마찬가지다. 과학적으로 밝혀졌듯이, 생각에너지를 집중하는 간절한 기도는 큰 영향력을 발휘한다. 단지 기도의 힘으로 불치병을 치유하는 것도 그 때문이다. 그런데 기도를 할 때 효과를 높이기 위해서는, 양자물리학과 뇌과학의 시각에 입각해 "무엇을 이루게 해주십시오"라고 하기보다는 이미 꿈을 이룬 것처럼 "소망을 이루어주셔서 고맙습니다"라고 말하는 것이 현실적으로 이루어질 가능성이 높다.

치유를 간절히 바라는 기도는 아직 치유가 되지 않았음을 의미한다. 즉 치유를 간절히 간구함으로써 오히려 병든 현재의 상황을 강화하는 격이 될 수 있다. 이미 치유되었고, 소망이 이루어졌다고 상상하고 느끼면서 기도해야 그 기도가 큰 에너지로 작용할 것이다. 이것은 기쁨의 감정을 느끼는 것이 치유 작용을 촉진하는 생리 변화를 유도한다는 심리신경면역학의 설명과도 통하는 말이다.

4. 소망을 글로 쓰기

생각을 긍정적으로 바꾸는 또 하나의 강력한 방법은 자신의 소망을 글로 표현하는 것이다. 글쓰기는 원하는 바에 집중하는 결과를 낳고, 확언처럼 소망을 현실로 만드는 큰 에너지가 된다. 건강에 대한 소망을 글로 쓰게 되면, 그 꿈은 종이 위에 글자로 구체화되고 형체를 갖게 된다. 꿈을 볼 수 있고, 잡을 수 있고, 만질 수 있게 된다. 머릿속 상상의 세계에만 머물던 건강에 대한 소망이 형체를 갖고 보이게 되면, 잠재의식에 더 선명하게 각인될 것이다.

기록의 힘을 강조하는 헨리에트 앤 클라우저의 저서 《종이 위의 기적, 쓰면 이루어진다》를 보면, 자신의 바람을 꾸준히 기록해서 꿈을 이룬 많은 위인들의 이야기가 나온다. 12살 때부터 미국을 독립시키는 대통령이 되겠다는 목표를 글로 쓰면서 꿈꾸어온 조지 워싱턴, 미국에서 가장 유명한 동양인 배우가 되겠다는 꿈을 글로 쓰면서 실현한 이소룡, 최고 밴드가 되는 꿈을 노트 한 권에 빽빽이 채우며 기록해온 비틀즈의 멤버들 등 많은 위인들이 자신의 소망을 글로 써서 내적 에너지를 강화했다고 한다.

그들처럼 우리도 소망 노트를 장만해서, 치유와 건강을 비롯한 자신의 소망을 매일 기록해보자.

'나는 튼튼한 몸으로 걸어서 태백산 정상에 오른다.'

'내 건강한 심신에 감사합니다.'

매일 단 한 줄이라도 간절한 소망을 글로 표현해보자. 건강에 대한 바람을 기록하는 행동 자체가 믿음을 강화하고, 꿈이 현실화되는 데 강한 에너지로 작용할 것이다. 자신의 소망을 쓴 메모를 지갑에 항상 휴대하고 다니면서 수시로 보는 것도 무의식을 자극하는 좋은 방법이다.

긍정적인 시각을 부여할 감사 일기

긍정적인 마음을 강화하기 위해서는 감사 일기를 쓰는 것도 좋다. 그 날의 감사할 일을 떠올리고, 단 한 줄이라도 감사 일기를 쓰면 마음을 밝게 이끌 수 있다.

병들고 아픈데 뭐가 감사하냐고 반문하는 이들도 있을 것이다. 감사의 마음을 써보지 않은 사람이라면 어려운 일일 수 있다. 하지만 병든 몸이라도 아직 살아 있고 실낱같은 희망이 있다면 그 자체가 감사할 일이다. 또한 아무 사고 없이 하루를 보냈다면 그 또한 감사해야 할 일이다. 갑작스런 사고나 재앙으로 운명을 달리하는 사람이 얼마나 많은가!

감사의 눈으로 자신의 삶과 세상을 보는 습관을 들이면, 자연스럽게 마음은 긍정적으로 변하고 치유력은 강화한다. 심장의 생리기능을 연구하는 하트매스연구소의 닥 췰드리 박사와 하워드 마틴 박사는 감사의 치유력에 대해 이렇게 말한다.

"감사는 강력한 힘으로 스트레스를 먹어치운다. 진실로 감사하는 마음에 집중할 때 신경계는 자연스럽게 균형을 찾는다. 뇌를 포함한 몸의 모든 기관이 서로 협조하며 원활하게 움직인다. 또한 몸에서 발산되는 전자기파도 질서를 찾고, 안정된 심장박동에 동조하는 주파수로 변한다. 각 기관의 모든 세포 활동도 활발해진다."

감사하는 마음이 신체 각 기관의 기능을 정상으로 회복시키고, 면역기능을 강화해 치유를 촉진한다는 말이다. 양자물리학의 관점에서 볼 때,

매사에 감사하는 마음을 가지면 곧 감사할 일을 더 만드는 결과를 낳는다. 내가 현재 집중하는 생각이 바로 현실이 되는 에너지이기 때문이다.

일기 쓰기가 부담스럽다면 우선 매일 그날의 감사할 일을 떠올려보자. 당장 오늘 감사할 일을 찾기 어렵다면, 인생을 살아오면서 특히 감사했던 일부터 시작해도 좋다. 정식으로 '감사 일기장'을 만들어서 몇 줄이라도 매일 쓰는 습관을 들이면 더욱 좋을 것이다.

나의 감사 일기(2010년 6월 1일)

• 평생 잊지 못할 감사한 일

– 어머니는 아토피, 중풍, 암으로 8년간 투병을 하셨다. 오래 아프시면서 많은 이들의 도움을 받았다. 특히 대안의학자 구한서 선생님께 받은 도움과 위로는 평생 잊지 못할 감사한 일이다.

• 오늘 감사한 일

– 마음공부 전문 인터넷방송인 '유나방송'을 통해 명상과 최면 등의 강의를 들었다. 온라인을 통해 편안히 집에서 전문가들의 귀한 말씀을 듣고 마음공부도 할 수 있어서 너무 좋다. 유나방송에 참으로 감사하다.

– 동네 할머니께서 나를 실제보다 훨씬 어리게 보신다. 이렇게 기쁠 수가! 눈이 나쁘신 탓인지도 모르지만, 감사할 일이다.

---

5. 즐겁게 몰입할 취미 찾기

삶의 기쁨을 적극적으로 찾는 것이야말로 감정을 긍정적으로 이끄는 확실한 방법이다. 즐겁게 몰입할 수 있는 일을 찾고, 만족감을 주는 의미 있는 일에 집중할 때 몸과 마음은 치유의 생리 작용을 촉진한다. 중병으로 오랫동안 투병생활을 했거나, 환자를 오래 간병해본 이들은 알 것이다. 아무리 통증에 시달리는 중증 환자라고 해도 즐겁거나 기쁠 때는 고통이 덜하다는 것을.

마음에 기쁨을 불어넣을 수만 있다면 저절로 치유의 문이 열릴 것이다. 캘리포니아 로마린다 의대 리 버크 교수에 의하면, "마음이 기쁘면 면역력이 강화되고 스트레스 호르몬이 감소해 치유 작용이 촉진된다"고 한다. 삶의 기쁨이 곧 건강을 낳는 원동력인 셈이다.

자신의 상황과 관심사를 고려해서 즐겁게 빠져들 수 있는 취미를 찾는 것이, 질병에 매여 있던 마음을 긍정적으로 바꾸고 즐거움을 불어넣는 길이다. 중병에 걸렸는데, 혹은 아픈데 무슨 취미활동이냐고 할 수도 있다. 이것은 잘못된 생각이다. 아프다고 아무것도 하지 않으면 대개는 아프다는 현실에만 집중해서 부정적 감정을 키우는 결과를 낳는다. 부정적 감정은 당연히 병을 더욱 악화시키는 생리 작용으로 이어진다. 이럴 때는 차라리 병 자체를 잊도록 다른 데로 관심을 돌리는 것이 현명하다.

마음이 즐거우면 그것이 바로 가장 좋은 치료법이다. 즐거운 마음이 일으키는 치유 작용이 그 어떤 약보다 강력하기 때문이다. 나는 그런 사실을 어머니를 간병하며 직접 피부로 느낄 수 있었다. 처음 간병을 시작할 무렵에는, 환자는 무조건 쉬고 치료에만 집중하는 것이 가장 좋다고 여겼었다. 어머니가 무료한 시간 속에서 우울하고 부정적인 걱정만 키우시고 있다는 것을 알아차리지 못했다.

그러나 어머니가 아토피와 중풍에 이어 암 진단을 받으신 후, 나는 무엇보다 마음의 우울함과 불안감을 없애야 한다는 사실을 깨달았다. 그래서 마당이 있는 집으로 이사를 와서 화초와 채소를 키우시게 권하는 등 어머니가 즐겁게 몰입할 수 있는 취미를 찾았다. 취미를 갖게 되시면서 어머니는 비로소 우울함을 털고 삶의 활기를 되찾으셨다. 식물을 키우는 재미에 빠져드신 후로는, 봄부터 가을까지 온갖 종류의 꽃과 채소를 기르시면서 즐겁고 바쁘게 생활하고 계신다.

그런 어머니를 보면서, 환자들에게 즐거운 취미활동이 곧 긍정적인 감정을 키우는 좋은 치유법임을 절감하게 되었다. 지병이 있는 환자라고 해도 애완동물이나 식물 키우기, 노래 부르기, 바둑, 십자수, 낚시 등 자신의 몸 상태에 맞게 좋아하는 취미를 찾아 몰두하다 보면, 즐거움과 함께 성취감을 느끼면서 면역력이 강화될 것이다. 좋은 책이나 영화, 음악, 예술작품을 통해 감동을 받는 취미활동도 긍정적인 감정을 강화한다. 외롭게 투병생활을 하는 환자라면 강아지를 기르거나, 작은 화초를 키우는 것만으로도 외로움을 덜어낼 수 있다.

미국의 외과 의사이자 암 전문의인 버니 시겔 박사는, 일반적인 통념을 깨고 살아난 '예외적인 암 환자들' 모임을 운영하고 있다. 시겔 박사에 따르면 예외적인 암 환자들은 일반 환자들에 비해 마음자세부터 다르다고 한다. 그들은 언젠가는 죽는다는 사실을 받아들인다. 대신 그 사실에 묶이지 않고 새로운 삶을 시작한다. 기왕 죽을 바에야 즐거운 일을 실컷 하다가 죽는 편이 낫다고 생각하는 것이다. 즐거운 일에 몰두하다 보면 심신이 되살아나 결국 불치병도 물리친다고 한다.

장수학자들의 연구결과도 다르지 않다. 그들의 연구에 따르면, 장수촌으로 알려진 곳에 사는 노인들은 대부분 고령에도 불구하고, 적절히 노동을 하며 노래를 부르거나 춤을 추는 등 인생을 즐겁게 사는 비결을 나름대로 갖고 있다. 뭔가에 신나게 빠져드는 것이 건강을 지키는 원동력이라는 의미다. 즐겁게 몰입할 수 있는 취미를 찾는 것, 그것이 바로 긍정적 마음을 강화해 심신을 건강하게 만드는 지름길일 것이다.

6. 긍정적인 이들과 교류하기

심리학자 시드니 쥬라드 박사는 "우리가 느끼는 대부분의 즐거움은 다른 사람들과의 행복한 관계에서 생겨난다"고 한다. 임상심리학자 윌리엄 글라서 박사 역시 "우리의 행복은 타인과 소통된 관계에 있는지 단절된 관계에 있는지에 달렸다"고 한다. 사람들과 마음을 나누고 함께하는 것이 더없이 큰 행복이라는 말이다.

일반적으로, 부정적인 생각이 강해지면 마음의 문을 닫고 사람들과 교류하지 못하게 된다. 특히 병에 걸려 고통 받다 보면 더욱 그런 경향을 부추긴다. 마음을 긍정적으로 바꾸기 위해서는, 적극적으로 마음을 열고 자신의 감정을 진솔하게 나누는 환경을 만들어 긍정적인 사람들과 교류하는 것이 좋다.

마음이 복잡할 때 친구에게 터놓고 얘기해서 자연스럽게 기분이 풀린 경험이 있을 것이다. 타인과의 소통이 감정 전환을 유도하기 때문이다. 자신의 고민을 털어놓을 친구가 많다면, 심리적 스트레스를 줄이고 마음을 긍정적으로 이끄는 데 도움이 될 것이다.

타인과 마음을 나누는 것이 질병 치료에 도움이 된다는 구체적인 연구 결과도 있다. 스탠퍼드 의대 데이비드 스피겔 교수는 환자들의 심리적 교류가 질병 치유에 영향을 미치는지를 실험했다. 그는 유방암 환자를 두 그룹으로 나누어 한 그룹은 일반적인 병원 치료만 하고, 다른 그룹은 병원 치료에 덧붙여 매주 한 차례씩 만나 마음의 이야기를 나누도록 했다. 집안이나 가족 이야기, 질병에 대한 두려움 등 환자들의 다양한 감정을 솔직하게 나누게 한 것이다. 5년간의 연구결과에 따르면, 환자들이 서로 열린 대화를 한 집단이 평균 2배 이상 오래 살았고, 암 재발률도 현저히 낮은 것으로 나타났다.

텍사스 주립대학 심리학과의 제임스 페네베이커 교수의 연구에서도, 생각과 감정을 솔직하게 털어내는 것이 면역력을 높인다는 사실을 알 수 있다. 이 연구에 따르면, 자신의 속마음을 털어놓는 것만으로도 T임파구와 같은 면역기능이 활성화되고, 혈압, 심장박동률, 뇌파 등에도 긍정적인 영향을 주는 것으로 나타났다. 누군가와 자신의 속마음을 진솔하게 나누면, 감정의 배설 작용을 도와 치유력을 높인다는 말이다. 마음속에 담아둔 감정을 털어놓고 실컷 울고 나면 속이 시원해지는 것도, 부정적 감정을 발산해 정화하는 역할을 하기 때문이다. 부정적인 감정을 비워내는 것은 긍정적인 감정을 강화하는 데 큰 도움이 된다.

우리는 때때로 다른 사람으로 인해 마음에 상처를 받는다. 그러나 내 마음의 상처를 위로하고 행복감을 불어넣는 것 또한 사람들이다. 나 아닌 다른 사람, 즉 가족, 애인, 친구, 스승, 선후배, 그리고 이웃. 그들과 마음을 나누면서 긍정적인 마음이 자라게 된다.

마음을 닫고 갇힌 일상 속에서 살고 있다면, 마음의 문을 열기 위해 의식적으로 노력해야 한다. 환자라면 같은 병을 앓는 이들의 환우회에서 정보도 얻고 동병상련의 마음을 나눌 수도 있으며, 취미활동을 하면서 관심사를 공유하는 친구를 만들 수도 있다. 종교 활동을 통해 믿음을 함께 할 친구를 만드는 것도 좋다. 특히 긍정적인 마인드가 강하고 자신의 마음에 긍정적인 자극을 주는 사람이라면, 마음을 나누는 벗이자 치유력을 키워주는 의사가 될 수도 있다.

7. 의식적으로 자주 웃기

삶의 기쁨을 쉽게 찾을 수 없다면 일부러라도 웃는 연습을 하자. 감정이 실리지 않은 웃음이라고 해도 긍정적인 마음을 유도하는 효과가 있다. 거울을 보고 환하게 미소를 짓고 소리 내어 웃으면, 우리 뇌는 그 가상의 기쁨을 실제라고 믿고 행복감을 유발하는 호르몬을 생산한다. 건강한 모습을 상상하는 것이 실제로 치유를 이끄는 것과 같은 이치다.

웃음의 치유력은 이미 과학적으로 증명된 이론이다. 웃음의 임상효과를 세계적으로 널리 전한 사람은 미국의 저널리스트인 노먼 커즌스 박사다. 강직성 교원염이라는 희귀병으로 죽음의 고통 속에 있던 커즌스 박사가 마지막 희망으로 선택한 것이 웃음이었다. 그는 텔레비전 코미디 프로그램을 계속 보면서 큰 소리로 웃으며 투병생활을 했다. 그는 투병기를 통해, 10분쯤 크게 웃으면 통증이 약해져 2시간은 잘 수 있었다고 밝힌 바 있다. 결국 그는 웃음치료를 통해 완전히 건강을 되찾았다. 병을 이겨낸 후엔 정식으로 의학을 공부해 캘리포니아 의대 교수가 되었고, 75세까지 건강하게 살면서 웃음요법을 세계에 전파했다. 커즌스 박사는 "생명이 본래 가지고 있는 긍정과 웃음을 회복하면 어떤 병도 이길 수 있다"

고 강조한다. 웃음과 긍정은 유효기간이 없는 최고의 약이라는 말이다.

그가 기적적으로 치유된 이후, 과학은 웃음의 임상효과를 본격적으로 해부하기 시작했고 많은 연구결과가 쏟아져 나왔다. 뇌 운동 가운데 가장 좋은 운동으로 꼽히는 웃음의 의학적인 연구결과를 종합해보면, 웃음은 스트레스 호르몬의 분비량을 떨어뜨리고, 내장과 근육이 운동한 효과를 내며, 심혈관 기능을 강화해 혈액순환을 돕는다. 또한 통증을 줄이고 혈당을 떨어뜨리며 면역기능을 강화한다.

캘리포니아 로마린다 의대 리 버크 교수의 연구결과에 따르면, 웃으면 면역력을 떨어뜨리는 아드레날린과 코르티솔이 저하되고, 면역계의 중심인 백혈구가 강화된다고 한다. 백혈구 가운데 특히 면역글로불린과 암세포를 공격하는 NK세포가 활성화된다고 한다. 이런 이유로 프랑스 의사들은 세상에서 가장 좋은 약으로 웃음을 꼽았고, 세계 여러 나라에서 웃음요법이 쓰이고 있다.

평소 잘 웃지 않는 사람이라면 웃는 연습을 해보자. 상상 훈련처럼 웃음 또한 연습을 통해 얼마든지 만들 수 있다. 웃는 연습을 하기 위해서 우선 매일 거울을 보면서 웃는 표정을 지어보자. 뇌과학자인 히사쓰네 다쓰히로 박사는 "거울을 보면서 웃는 얼굴을 만들면 뇌는 행복하다고 착각하게 된다"고 말한다. 뇌는 자신의 미소를 보면서 행복하다고 믿고, 실제로 행복할 때와 비슷한 생리 작용을 시작한다. 진짜로 기분이 좋아진다는 말이다. 이 방법을 '얼굴 피드백'이라고 한다.

자신의 웃는 모습을 찍은 사진을 가까이 두거나 휴대전화의 바탕화면에 저장해놓고 자주 보는 것도, 자연스럽게 웃음을 유도하는 방법이 될 것이다. 또한 코믹영화, 텔레비전 코미디 프로그램, 인터넷 유머 사이트 등을 통해서 적극적으로 웃음을 만드는 것도 좋다.

의식적으로 자주 웃고, 적극적으로 웃는 연습을 하자. '행복해서 웃기보다는, 웃다 보면 행복해지는 것이 우리네 삶'이라는 사실을 깨닫게 될 것이다. 그렇게 만든 웃음 안에 긍정의 에너지와 치유의 힘이 자라게 된다.

상상 전, 심신 이완하기

상상치유의 효과를 높이기 위해서는 그 전에 심신을 충분히 이완시켜야 한다. 심적인 스트레스와 과로 등에 시달리는 현대인은 항상 긴장된 채 생활하기가 쉽다. 심적인 스트레스가 많은 경우라면 휴식을 취해도 제대로 이완되지 않는다.

긴장은 상상에 몰입하는 것을 방해하고, 무의식과의 대화라고 할 수 있는 상상치유의 효과를 떨어뜨린다. 잠을 잘 때처럼 편안해야 자신의 무의식을 움직일 수 있다. 또한 잡념 없이 상상에 집중할 때 생각에너지를 더욱 강하게 만든다. 마치 카메라의 조리개를 한곳에 모으듯, 마음을 모아서 몰입하게 돕는 것이 바로 이완이다.

'로자노프 실험'으로 유명한 불가리아의 심리학자 게오르기 로자노프 박사의 연구결과에 따르면, 긴장이 완전히 풀린 상태일 때 뇌가 가장 원활하게 움직이고 집중력도 배가된다고 한다.

신체적 이완법을 배우면 긴장, 불안 등 심리적 스트레스를 밀어내고 긍정적인 감정을 강화하는 데도 도움이 된다. 이완 상태에서는 불안과 두려움의 감정이 누그러진다. 깊은 이완 상태에서는 부정적인 생각이 잘 떠오르지 않는다. 불안과 이완은 양립할 수 없다. 또한 긴장을 풀수록 무의식에 영향을 주어 상상의 효과를 높일 수 있다.

심신을 이완하는 방법은 명상, 점진적 이완법, 자율훈련법 등 다양하다. 대부분의 이완법이 마음을 평온하게 다스리기 위해, 어느 한곳에 주의를 집중해서 심신을 이완시킨다. 이완과 명상의 세계적인 권위자인 하버드 의대 하버트 벤슨 교수는 "이완은 스트레스를 퇴치하는 과학적인 방법"이라고 한다. 그는 이완법이 스트레스의 영향을 줄이고 신체에 긍정적인 영향을 준다는 사실을 과학적 연구를 통해 증명했다.

대표적인 이완법인 명상은 오래된 심신수련법이자, 이미 그 자체로도 충분히 치료 효과가 입증되었다. 현대에 들어 명상에 관한 과학적인 연구가 이루어지면서, 임상효과에 대한 다양한 연구결과가 나오고 있다. 연구에 따르면, 명상은 심박수와 혈압을 낮추고, 뇌의 알파 뇌파를 증가시켜 몸을 이완 상태로 만든다고 한다. 알파파는 정신적으로 안정되었을 때 나타나는 뇌파다. 긍정적인 감정을 갖고, 편안함과 행복감을 느끼는 데도 알파파는 큰 작용을 한다. 뿐만 아니라 임상을 통해, 명상이 각종 통증의 감소와 함께 암, 에이즈, 고혈압, 불안증, 중독증 등 다양한 질환을 치료하는 데 도움을 준다는 사실이 입증되었다.

마음챙김 명상으로 유명한 존 카밧진 박사의 연구에 의하면, 8주간의 명상 훈련을 통해 만성 통증을 겪는 환자의 72%가 증상이 감소되었다고 한다. 또한 스트레스가 줄면서 긍정적인 사고가 강화되었다고 한다.

디팩 초프라 박사는 "생리학적으로 명상은 신진대사가 느려지는 가운데 깨어 있는 상태"라고 말한다. 이는 몸은 쉬고 있지만 마음은 깨어 있는 상태를 뜻한다. 우주의 에너지장을 활성하기 위해서는 집중해야 하고, 집중력을 강화하는 좋은 방법이 바로 명상이라고 한다.

명상을 하는 방법은 다양하다. 마음의 눈으로 몸을 이동하며 의식적으로 긴장을 풀거나, 조용히 눈을 감고 자신의 호흡에 집중하거나, 특정 대상에 의식을 집중해 바라보는 등 여러 방식이 있다. 어떤 방법이든 명상을 계속 하면, 외부환경에 민감하게 반응하던 마음을 차츰 평온하게 다스릴 수 있게 된다. 마음을 고요히 가라앉혀 내면의 평화를 얻음으로써 심리적 갈등에서 벗어날 수 있다. 결국 발병의 원인이 되는 심적 스트레스를 줄이고, 심신을 편안하게 만들어 치유 효과를 내는 것이다. 하버트 벤슨 교수는 명상의 이런 효과를 '이완의 기적'이라고 말한다. 벤슨 교수는 누구나 할 수 있는 간단한 명상법을 만들어 실제로 환자를 치료하는 데 사용하고 있다.

심신의 긴장을 풀기 위해, 그리고 상상의 효과를 극대화하기 위해 이완법을 배워보자. 처음에는 집중이 잘 안 될 수도 있다. 그러나 상상 훈련처럼 이완 훈련 역시 계속 연습하면 숙달이 된다. 누구나 꾸준히 하다 보면 집중력이 강화되고, 점점 더 이완된 상태로 들어가는 느낌을 받을 것이다.

이완이나 명상은 거창한 것이 아니다. 하루에 몇 분간이라도 어느 한 가지에 집중하는 연습을 하면 된다. 눈을 감고 단 1분이라도 자신의 호흡에 집중해보자. 그 순간 새로운 세상이 열릴 것이다.

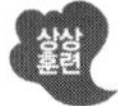 ## 상상 전에 하는 이완 훈련

- 조용한 장소에서 편안한 자세로 앉거나 누워서 눈을 감는다.
- 천천히 숨을 내쉬면서 자신의 호흡에 집중한다.
- 머리 위에 밝고 따뜻한 사랑의 빛 덩어리가 있다고 상상한다.
- 그 빛 덩어리에서 빛 알갱이가 폭포수처럼 떨어져 자신의 몸으로 들어오는 모습을 상상한다.
- 머리 위에서 발끝까지 천천히 빛 알갱이가 내려오면서 긴장과 불편함이 모두 사라지는 모습을 상상한다.
- 빛이 이마, 턱, 목, 가슴, 배, 허벅지, 종아리, 발바닥, 발가락 순으로 내려오는 모습을 상상한다.
- 빛이 내려온 부분은 따뜻해지면서 기분 좋게 축 늘어지는 모습을 상상한다. 속으로 '편안하다'고 말한다.
- 빛이 오른팔과 손, 왼팔과 손을 따라 내려오면서 긴장이 풀리는 모습을 상상한다. 속으로 '편안하다'고 말한다.
- 사랑의 빛으로 가득한 온몸이 따뜻해지고 긴장이 완전히 풀린 모습을 상상한다.
- 마음의 눈으로 온몸을 이완시킨 후 잠시 호흡에 집중하면서 그 상태로 몇 분간 있는다.
- 천천히 눈을 뜨고 일상으로 돌아오거나, 이완 후 바로 상상치유로 넘어간다.

• 슐츠의 자율훈련법

독일의 생리학자 하인리히 슐츠 박사가 1932년 베를린 생리학 학회에서 발표한 이래, 전 세계로 보급된 대표적인 이완법이다. 자율긴장이완법이라고도 한다. 상상을 이용해 온몸의 긴장을 풀고 자율신경계를 효율적으로 다스리는 것이 특징이다.

1. 양손(오른손, 왼손)과 양발(오른발, 왼발)이 축 늘어지면서 무겁다고 상상한다.

2. 온몸이 축 늘어지면서 무겁다고 상상한다.

3. 양손과 양발이 따뜻해진다고 상상한다.

4. 온몸이 따뜻해진다고 상상한다.

5. 심장이 규칙적으로 뛰고 있다고 상상한다.

6. 호흡이 규칙적이고 편안하다고 상상한다.

7. 배가 따뜻해진다고 상상한다.

8. 머리가 맑고 시원하다고 상상한다.

9. 위의 각 문항을 7~8회씩 말로(혹은 속으로) 반복하면서 상상하고 그 변화를 느껴본다.

• 제이콥슨의 점진적 이완법

미국의 생리학자 에드먼드 제이콥슨 박사가 1938년에 소개한 북미의 대표적인 이완법이다. 신체의 각 부위별로 긴장과 이완을 반복함으로써 깊은 이완에 이른다는 것이 특징이다.

1. 숨을 들이마시면서 주먹을 쥐고 오른손과 팔의 근육을 5~10초간 수축시킨다.

2. 숨을 내쉬면서 근육의 긴장을 갑자기 풀어버린다. 10~20초간 이완된 상태로 있는다.

3. 왼손과 팔, 이어서 이마→얼굴 중간→얼굴 아래→목→등→가슴→배→오른쪽 허벅지→오른쪽 종아리→오른발→왼쪽 허벅지→왼쪽 종아리→왼발 순으로 이동하면서 해당 근육을 긴장시켰다가 이완시킨다.

4. 긴장을 푼 상태에서는 집중해서 감각의 변화를 느껴본다.

5. 반대로 몸의 아래쪽에서 위쪽으로 올라오면서 각 근육을 긴장시키고 풀어주는 것을 계속 반복한다.

• 벤슨의 이완명상법

하버드 의대 하버트 벤슨 교수의 이완명상법은 특정 소리나 어구 등을 천천히 반복하면서 이완하는 것이 특징이다. 종교가 있는 이들은 종교적 만트라(짧은 음절로 된 소리나 주문)를 쓰면 되고, '평화'나 '사랑' 같은 비종교적 어구를 이용해도 좋다. 벤슨 교수는 '옴'이라는 소리를 사용한다. 이 방법은 주로 인도 명상가들이 사용하는 것으로, 특별한 의미는 없고 집중을 도와준다.

1. 눈을 감고 코로 숨을 쉰다.

2. 숨을 천천히 쉬면서 온몸의 근육을 편안히 이완시킨다.

3. 코로 숨을 내쉬면서 속으로 '옴~' 하고 소리를 낸다. 이것을 10~20분 반복한다. '옴' 소리는 생각을 차단하는 효과가 있어 잡념을 막을 수 있다.

4. 건강한 자신의 모습을 1~2분간 떠올린다. 아니면 아름다운 자연이나, 자신에게 행복감을 주는 대상을 머릿속으로 상상한다.

5. 천천히 눈을 뜨고 일상으로 돌아온다. 명상은 하루 2회 정도 실시한다.

• 초프라의 이완명상법

심신의학자 디팩 초프라 박사 역시 심신을 평온하게 다스리고 치유와 건강을 도모하기 위해 명상을 강조한다. 자신의 자연스런 호흡을 집중해서 관찰하는 것이 특징이다.

1. 조용한 장소에 앉아 눈을 감는다.

2. 정상적으로 숨을 들이쉬고 내쉰다. 자신의 호흡을 부드럽게 자각한다. 호흡을 의식적으로 통제하거나 바꾸려고 하지 말고 단지 관찰만 한다.

3. 호흡을 관찰하다 보면 호흡의 변화를 알아차릴 수 있다. 호흡의 속도가 달라질 수 있고 심지어 잠시 멈출 수도 있다. 어떤 변화를 일으키거나 영향을 주지 말고, 이 모든 것을 관찰하기만 한다.

4. 잡념이 들면 다시 자신의 호흡으로 주의를 돌려 관찰하면 된다.

5. 15분간 명상을 하고, 명상이 끝나면 두 눈을 감고 편안하게 2~3분쯤 앉아 있는다. 하루 2회, 아침과 저녁으로 실시한다.

치유를 위한 본격적인 상상 훈련

상상치유의 기본적인 과정은 이완, 상상, 확언으로 구성된다. 상상치유에 들어가기 전에는 우선 상상치유의 원리를 어느 정도 이해하고 시작하는 것이 좋다. 전문적으로 공부를 해서 지식을 쌓으라는 말이 아니다. 치유의 원리를 납득할 만큼 알아야 한다는 것이다. 상상의 치유 원리에 공감하게 되면 보다 쉽게 치유의 생리 작용을 일으킬 수 있다.

시간이 없어서 이 상상 훈련 파트만 읽고 의심 반 호기심 반으로 시도해보려는 독자가 있다면, 앞 장부터 읽어 과학이 밝힌 마음의 치유력에 대해 이해하기를 바란다. 상상으로 나을 수 있다는 의학적 사실을 전혀 모르면, 그 훈련의 효과도 떨어질 것이다.

상상치유를 시작하기 전에 먼저 해야 할 일은, 마음에 무한한 치유력과 잠재력이 있다는 과학적 사실을 깨닫는 것이다. 그 사실을 자각하는 순간 치유 시스템은 움직이기 시작한다. 마음의 힘으로 어떤 병도 나을 수 있다는 사실을 이해하고 믿음을 가질 수 있다면, 완전한 치유의 문을 연 것이나 다름없다. 마음이 움직일 수 있도록 합리적인 근거와 정보를 자신에게 제공해야 한다. 상상치유가 강력한 힘을 내기 위해서도, 기본적인 이해는 반드시 필요하다.

본격적인 상상치유 훈련 과정에서 가장 중요한 것은, 치유된 모습을 선명하게 상상하고 건강을 되찾은 기쁨을 생생히 느껴보는 것이다.

어떻게 상상하면 되는지, 즉 상상치유의 이미지 처방전을 만들 때 알아야 할 몇 가지 원칙을 살펴보자.

오감을 동원해 선명하게 상상하자

상상치유는 마음속에 치유의 이미지를 그려서 질병의 치유를 유도하는 것이다. 따라서 생생하게 상상하는 일이 무엇보다 중요하다. 선명하게 상상하고 실감나게 시각화하는 것이 치유를 촉진한다. 실감나게 상상하기 위해서는 오감을 모두 이용해서 생생히 시각화하는 것이 좋다.

가령 레몬을 먹는 모습을 상상한다면 시각, 청각, 촉각, 후각, 미각을

다 동원해서 이미지를 그려야 한다. 먼저 노란 빛깔의 잘 익은 레몬 하나를 쥐고 있다고 상상한다. 레몬의 상큼한 향기를 맡고, 껍질을 벗겨 즙을 낼 때의 소리를 상상한다. 레몬즙을 먹을 때의 그 새콤한 맛도 상상한다.

상상으로 보고, 만지고, 냄새를 맡고, 소리를 듣고, 맛을 보는 실감나는 이미지를 만들어야 한다. 이렇게 오감을 모두 이용하면 단지 레몬을 떠올리는 것보다 더 또렷한 이미지를 만들 수 있고, 시각화의 효과를 높일 수 있다.

치유된 모습을 구체적으로 상상하자

아픈 부위가 치료되고 전신의 건강이 회복되는 모습을 구체적으로 상상하는 것이 효과적이다. 그러기 위해 자신의 병에 대해 기본적으로 이해하는 편이 좋다. 어떤 문제로 발병했는지, 낫기 위해서는 치유 시스템이 어떻게 작용해야 하는지를 어느 정도 아는 것이 이미지를 떠올리는 데 도움이 된다.

면역계의 역할을 전혀 이해하지 못한 채, 단지 일반적인 이미지 처방전에 나와 있다고 해서 백혈구가 강화되는 모습을 떠올리는 것은 진정한 공감을 끌어내기도 어렵고 비효율적이다.

또한 대부분의 병에서는 면역계의 중심인 백혈구가 증가되면 도움이 되지만, 백혈병처럼 비정상적인 백혈구가 많아서 문제가 되는 병도 있다. 그럴 경우 남들처럼 백혈구가 많아지는 상상을 하는 것은 무의미할 수 있다.

자신의 병에 대해 기본적으로 이해한 후, 면역계가 강화되어 자연 치유 작용이 활발해지는 모습을 선명하게 상상하자. 면역계는 천하무적의 이미지로 강하게 그리면 된다. 병원에서 어떤 치료를 받고 있다면, 치료 후에 병이 완치되는 모습을 더불어 상상하는 것이 좋다.

생생히 '상상하고' 생생히 '느끼자'

상상치유의 목표인, 병이 완치되어 건강을 되찾은 자신의 모습을 선명하게 떠올린다. 최종적으로 건강하고 활기찬 자신의 모습을 뚜렷하게 상상하는 것이 중요하다. 삶에서 가장 건강했던 때를 떠올리면서, 당시와 같은 이미지를 그리고 감정을 느끼면 된다.

완치되어 건강을 되찾은 기쁨을 제대로 느껴보는 것도 매우 중요하다. 그렉 브레이든은 "우리와 우주를 구성하는 양자와 소통하는 것은 감정의 언어"라고 말한다. 양자를 변화시키는 생각의 진정한 힘은 자기 안의 '느낌'에 있다는 말이다. 감정, 느낌, 믿음이 가장 중요하다고 말하는 그는 치유된 후의 기쁨을 만끽하는 것이 가장 강한 에너지원이라고 한다. 이 것은 기쁨의 감정이 생화학 변화를 통해 면역계를 강화한다는 심리신경면역학의 연구결과와도 통하는 말이다. 치유된 기쁨을 온몸으로 느끼는 것이 치유를 앞당기는 비결이다.

기쁨의 감정을 배가시키기 위해, 자신은 물론 가족과 지인들의 모습도 함께 상상하면 효과적이다. 질병이 치유된 것에 기뻐하고 감사하는 자신의 모습은 물론, 가족들이 자신의 쾌유를 기뻐하는 모습을 함께 상상하자. 그들이 어떤 말을 하고, 얼마나 기뻐하는지 실감나게 그리다 보면 기쁨의 감정이 고조될 것이다.

꿈을 이룬 행복한 모습을 상상하자

건강을 되찾은 후, 자신이 바라던 인생의 목표를 이루어 행복해하는 모습을 상상한다. 이 모습은 자신에게 살아야 할 이유가 있음을 일깨워줄 것이다. 또한 회복할 수 있다는 자신감과 삶에 대한 강한 희망을 불어넣으면서 긍정과 믿음을 강화하게 된다.

꿈을 이루고 난 후의 행복과 기쁨의 감정도 생생히 느껴보자. 가족들이 꿈을 이룬 자신에게 축하의 말을 건네고, 그들에게 감사의 말을 하는 자신의 모습을 구체적으로 상상하자. 시각화의 가장 중요한 키워드는 생생하게 상상하고 생생하게 느끼는 것이다.

상상 후 '건강하다'고 말하자

상상과 더불어 자신의 치유를 말로 확실히 표현하는 확언을 한다. 확언할 때는 부정어가 아닌 긍정어를 사용하고, 이미 건강해졌다고 생각하며 말하자. 이를테면 "다리 통증이 없어졌다"라는 말보다 "내 다리는 튼튼하고 건강하다"는 표현이 좋다. 질병이나 문제가 되는 대상에 집중해서 부정어를 사용하지 말고, 건강과 소망에 집중해서 말하자.

그리고 이미 병이 나았다고 여기며 말해야 한다. "나는 곧 낫는다"가 아니라 "나는 건강하다"라고 표현하자. 이미 건강해진 모습을 상상하고 그 기쁨을 느끼는 것이 무의식을 강하게 자극한다.

상상치유에 좋은 시간

상상치유를 하기 위해서는 누구에게도 방해받지 않고 편안히 상상에 몰입할 수 있는 장소와 시간을 스스로 정하자. 혼자 조용히 있을 수 있는 곳에서, 의자에 앉거나 침대에 눕거나 일반적인 명상 자세를 취하거나 심신을 편안하게 할 수 있는 자세를 취하면 된다.

상상치유에 가장 좋은 시간대는 기상 직후와 취침 전이다. 이때 심신은 편안하고 충분히 이완되어 있기 때문에, 무의식을 움직여서 상상의 효과를 극대화할 수 있다. 그래서 많은 전문가들이 기상 직후 15~30분, 취침 직전 15~30분간 상상치유하기를 권한다.

물론 이 시간대가 아니어도 자기에게 제일 편안 시간을 정하면 된다. 아침잠이 많아서 허둥대며 출근하는 사람이 시간에 쫓기며 아침에 상상치유를 하는 것은 효과적이지 않다. 자신이 상상치유에 몰입하기에 가장 방해받지 않을 시간대를 정하면 된다.

상상을 처음 하는 사람에게 15~30분이라는 시간이 부담스럽다면, 이 또한 자신에게 맞게 시작해서 단계적으로 시간을 늘리자. 상상치유는 반복할수록 더욱 효과를 내므로 습관이 되었을 때부터 차츰 시간을 늘리면 된다.

상상치유를 처음 시작하는 이들에게 가장 중요한 것은, 상상치유의 효과에 대한 믿음과 매일 실천하겠다는 의지다.

질병 치유를 위한 상상

• 조용한 장소에서 편안한 자세로 앉거나 누워서 눈을 감는다.

- 천천히 숨을 내쉬면서 자신의 호흡에 집중한다.
- 머리 위에 밝고 따뜻한 사랑의 빛 덩어리가 있다고 상상한다.
- 그 빛 덩어리에서 빛 알갱이가 쏟아져 내려 자신의 몸 안으로 들어오는 모습을 상상한다.
- 머리 위에서 발끝까지 천천히 빛 알갱이가 내려오면서 모든 긴장과 불편함이 사라지는 모습을 상상한다.
- 빛이 이마, 턱, 목, 가슴, 배, 허벅지, 종아리, 발바닥, 발가락 순으로 내려오는 모습을 상상한다. 빛이 내려온 부분은 따뜻해지면서 기분 좋게 축 늘어지는 모습을 상상한다.
- 빛이 오른팔과 손, 왼팔과 손을 따라 내려오면서 완전히 긴장이 풀리는 모습을 상상한다.
- 사랑의 빛으로 가득해진 온몸이 따뜻하고 기분 좋게 편안해진 모습을 상상한다. 속으로 '편안하다'고 말한다.
- 몸이 충분히 이완된 후, 아픈 곳이 치유되는 모습을 상상한다. 면역계의 중심인 건강한 백혈구가 활기차게 혈관을 따라 병든 기관으로 이동해서 마치 천사의 손길처럼 '열심히 일해줘서 고맙습니다. 사랑합니다'라며 사랑의 에너지를 보내고, 병든 기관이 눈부시게 건강한 세포로 재생되어 왕성하게 움직이는 모습을 상상한다.
- 병의 증상이 사라진 모습을 상상한다. 통증이 있었다면 통증이 없어졌다고 기뻐하는 모습을, 상처나 염증이 있었다면 말끔하게 나은 모습을, 움직이기 불편했다면 완전히 나아서 활기차게 움직이는 모습을 실감나게 상상한다.

- 병원에서 치료를 받고 있다면, 치료 후 완치되는 모습을 상상한다. 수술을 받는다면, 수술 후 빠르게 완치되는 모습을 상상한다. 담당의사가 '이렇게 빨리 낫는 환자는 처음'이라며 놀라는 모습도 상상한다.

- 온몸이 완전히 치유되어 건강을 되찾은 모습을 상상한다. 가장 건강했을 때의 모습을 떠올리며 활기찬 자신의 모습을 그린다.

- 쾌유를 기뻐하고 감사하는 자신의 모습을 그리고, 그 기쁨을 생생히 느껴본다.

- 가족과 지인들이 자신의 쾌유를 기뻐하고 축하의 말을 건네는 모습을 상상한다.

- 완전히 건강을 되찾은 후 건강한 심신으로 자신이 원하는 삶의 목표를 이룬 모습을 상상한다.

- 행복을 느끼는 자신과 가족의 모습을 그리고, 그 감정을 생생히 느껴본다.

- 그리고 이렇게 말한다. '나는 완전하게 건강합니다', '충만한 건강과 행복에 감사합니다.'

- 기쁨의 감정을 잠시 더 느낀 후, 천천히 눈을 뜨고 일상으로 돌아온다.

질환별 치유 과정 상상 포인트

• 암

암은 인체의 정상적인 세포가 돌연변이를 일으켜 악성 종양으로 자라는 질환이다. 혈액 속에서 건강한 백혈구가 암세포가 있는 기관으로 이동해 천사의 손길처럼 '고맙습니다. 사랑합니다'라며 사랑의 에너지를 보

내고, 해당 기관이 눈부시게 건강한 세포로 재생되어 왕성하게 움직이
는 모습을 상상한다.

• 뇌졸중

뇌졸중(중풍)은 뇌혈관이 터지거나 막혀서 뇌세포에 혈액과 산소 공급
이 중단되어 뇌 기능이 손상되는 질환이다. 따라서 막힘없이 튼튼하고
부드러운 뇌혈관 속으로 깨끗한 혈액이 원활하게 흐르는 모습을 상상한
다. 그리고 혈액 속의 건강한 백혈구가 뇌로 이동해 천사의 손길처럼 '고
맙습니다. 사랑합니다'라며 사랑의 에너지를 보내고, 건강한 뇌 세포로
재생되는 모습을 상상한다.

• 고혈압

고혈압은 혈액이 원활하게 흐르지 못해 혈관 벽에 미치는 혈액의 압력
이 높아지는 질환이다. 혈액 속의 건강한 백혈구가 심장과 주변 혈관으
로 이동해 천사의 손길처럼 '고맙습니다. 사랑합니다'라며 사랑의 에너지
를 보내고, 막힘없이 튼튼하고 부드러운 혈관 속으로 깨끗한 혈액이 원
활하게 흐르는 모습을 상상한다. 아울러 심장이 규칙적으로 활기차게 움
직이는 모습을 상상한다.

• 당뇨병

당뇨병은 혈액 중에 당분이 지나치게 높은 질환으로, 대개 포도당의 세
포 흡수를 돕는 인슐린이 부족해 발병한다. 따라서 혈액 속의 건강한 백
혈구가 인슐린을 생산하는 췌장으로 이동해 천사의 손길처럼 '고맙습니
다. 사랑합니다'라며 사랑의 에너지를 보내고, 췌장이 눈부시게 건강한
세포로 재생되어 활기차게 움직이는 모습을 상상한다.

당뇨 합병증으로 여러 기관에 이상이 나타나는 경우에도, 해당 기관에 사랑의 에너지를 보내고 건강한 세포와 기관으로 재생되는 모습을 상상한다.

•심장, 위장, 간, 신장, 폐 등 기관 이상

혈액 속의 건강한 백혈구가 병든 기관으로 이동해 천사의 손길처럼 '고맙습니다. 사랑합니다'라며 사랑의 에너지를 보내고, 해당 기관이 눈부시게 건강한 세포로 재생되어 활기차게 움직이는 모습을 상상한다.

•아토피 및 알레르기 질환

아토피를 비롯한 모든 알레르기 질환은 면역계의 이상으로 발병한다. 보통 사람과 달리 특정 물질에 과민하게 반응해서 가려움이나 기침, 콧물 등의 증상을 보인다. 특히 아토피는 가려움으로 인해 피부 점막 등에 심각한 염증을 초래한다. 따라서 혈액 속의 건강한 백혈구가 가려움이 있는 부분으로 이동해 천사의 손길처럼 '고맙습니다. 사랑합니다'라며 사랑의 에너지를 보낸 후 가려움이 사라지고 시원해지는 모습을 상상한다. 상처가 아물고 새로운 세포로 재생되어 건강한 피부가 되는 모습을 상상한다. 기침이 심하면 호흡기 점막으로 사랑의 에너지를 보내고, 콧물이 심하면 비강으로 사랑의 에너지를 보낸 후 증상이 완전히 사라지는 모습을 상상한다.

•통증

통증은 체내 조직 및 신경이 손상되거나 염증 등으로 인해 나타나는 증상이다. 대개 혈액순환 장애로 나타나는 경우가 많다. 따라서 혈액 속의 건강한 백혈구가 통증이 있는 곳으로 이동해 천사의 손길처럼 '고맙습니다. 사랑합니다’라며 사랑의 에너지를 보내고, 주변의 혈관이 막힘없이 튼튼해져 혈액이 원활하게 흐르고, 해당 기관이 눈부시게 건강한 세포로 재생되는 모습을 상상한다.

• 감기, 신종플루

일반 감기와 신종인플루엔자는 바이러스로 인해 코에서 목, 폐에 이르는 호흡기 점막에 나타나는 급성 염증성 질환이다. 따라서 혈액 속의 건강한 백혈구가 호흡기 점막으로 이동해 천사의 손길처럼 ‘고맙습니다. 사랑합니다’라며 사랑의 에너지를 보내고, 호흡기관이 눈부시게 건강한 세포로 재생되는 모습을 상상한다.

• 골절

뼈가 부러졌을 때는 혈액 속의 건강한 백혈구가 천사의 손길처럼 부러진 뼈로 이동해 ‘고맙습니다. 사랑합니다’라며 사랑의 에너지를 보내고, 뼈가 눈부시게 건강한 세포로 재생되어 튼튼하게 이어진 모습을 상상한다.

• 변비

변비가 있을 때는 혈액 속의 건강한 백혈구가 천사의 손길처럼 대장으로 이동해 ‘고맙습니다. 사랑합니다’라며 사랑의 에너지를 보내고, 대장이 왕성하게 연동운동을 계속해서 시원하게 변을 내보내는 모습을 상상한다.

어머니의 상상치유

내가 처음 마음의 생리 작용과 상상의 치유 원리를 알게 되었을 때, 얼마나 기뻤는지 모른다. 내 어머니 같은 난치병 환우들에게는 더없이 유용한 치유법이기 때문이다. 게다가 신종플루부터 암에 이르기까지 무서운 질병을 미리 막아주는 훌륭한 예방의학이기도 했다.

상상치유에 매료된 나는 당장 그 효과를 직접 경험해보고 싶었다. 그래서 서구 의학자들이 만든 이미지요법의 대본들을 참고로 실천해보았다. 상상을 통한 변화를 구체적으로 느껴보고 싶었던 것이다.

평소 건강한 나는 상상치유 훈련을 통해 감정이 전환되는 것을 바로 느낄 수 있었다. 특히 걱정거리가 있거나 우울할 때, 10~15분 정도 몸을 이완시키고 즐거운 상상에 몰입하면 마음이 평온해지는 것을 즉시 느낄 수 있었다. 사랑의 빛 알갱이가 몸으로 들어온다고 상상할 때는 감각의 변화를 느낄 수도 있었다. 생각의 생리 작용으로 인한 몸의 변화가 직접 느껴지는 것이리라. 물론 상상의 가치를 이론적으로 충분히 이해한 후 믿음을 가지고 시도한 것이기에, 미세한 변화를 바로 감지할 수 있었는지도 모른다.

직접적인 경험을 통해 상상치유의 효과를 더욱 확신한 나는 이후 암 환자인 어머니에게 상상의 원리를 설명하고, 건강한 모습을 상상하시게 권했다. 어머니는 매일 아침저녁으로 기도를 하시는데, 그 기도의 시간을 자연스럽게 상상치유로 연결시켰다.

어머니는 기도의 방식도 건강을 소망하는 것에서 건강을 되찾은 후 감사하는 것으로 바꾸셨다. 무언가를 소망하는 것은 곧 그것이 결핍되어 있음을 인정하는 것이므로, 소망을 이룬 후의 기쁨을 만끽하며 감사하는 기도로 바꾸신 것이다. 그 기도의 끝 무렵에 몸을 이완시킨 후, 건강을 되찾은 모습과 온 가족이 행복하게 팔순잔치를 하는 모습을 상상하고, 그 기쁨을 느껴보는 시간을 갖고 계신다.

상상치유를 시작하면서 어머니 역시 감정적으로 한층 밝아지셨고, 치유에 대한 믿음도 더욱 강화되었다. 그 마음의 변화가 곧 치유 작용을 부추겼을 것이다. 암 진단을 받은 지 6년이 지났지만 어머니는 예전보다 더 건강하신 편이다. 삶을 긍정적으로 바라보는 마음의 눈을 얻게 된 후로 더 활기차게 노년을 보내고 계신다. 나 역시 매일 상상치유를 통해 건강을 지키고 있다. 프리랜서 작가라는 직업의 특성상 규칙적인 생활이 어려울 때가 많고, 운동도 별로 좋아하지 않아 자칫 건강을 잃기 쉬운데, 상상치유를 통해 심신을 건강하게 유지하고 있다.

상상치유는 누구나 쉽게 실천할 수 있다. 앞에서 소개한 본격적인 상상치유법은, 서구에서 체계화된 의학자들의 다양한 이미지요법과 양자 물리학의 원리를 바탕으로 태어난 다양한 시각화기법, 그리고 명상법 등을 두루 참고해서 정리한 것이다. 긍정의 감정을 극대화하면서 중증 환우들도 쉽게 실천할 수 있게 구성했다.

상상의 치유 원리를 이해하고 실천한다면, 나처럼 심신의 미세한 변화를 바로 느낄 수도 있다. 이를테면 심신이 좀 더 편안해지거나, 피로감이 덜하거나, 감정적으로 밝아지는 등의 변화를 처음부터 느낄 수도 있다. 그러나 그 효과를 바로 알 수 없는 이들도 많을 것이다. 처음에는 시각화가 잘되지 않거나 집중이 되지 않는 경우가 많기 때문이다. 이미지 처방 전과 다르게 엉뚱한 생각이 끼어들기도 한다.

이는 지극히 자연스러운 현상이다. 마음이 다른 곳으로 가면 다시 원래 자리로 돌아와 계속 상상을 하면 된다. 매일 꾸준히 계속 하다 보면 집중력이 높아지고, 이미지도 더 선명하게 그릴 수 있다. 모든 훈련이 그렇듯이 상상치유법 또한 반복하면 숙달된다. 조급한 마음을 버리고 꾸준히 실천해보자. 그러다 보면 산만하던 마음이 차츰 안정되고, 심신이 한층 편안해지며, 긍정적인 감정이 강화되는 것을 느낄 수 있다. 이런 마음의 변화가 몸의 생리 작용으로 이어져 질병 치료를 유도한다.

 **전문가들의 상상치유 대본**

• 칼 사이먼튼의 암 치유 상상대본

1. 부드러운 조명이 있는 조용한 방에서 문을 닫고 편안한 의자에 앉는다. 발을 바닥에 대고 눈을 감는다.
2. 호흡에 주의를 모은다.
3. 몇 차례 심호흡을 하고, 숨을 내쉴 때마다 속으로 '이완(편안하다)'이라고 말한다.
4. 자신의 얼굴에 주의를 집중해서 얼굴의 근육과 눈 주변이 긴장되어 있는지 느껴본다. 이러한 긴장을 이미지로 그려본다. 밧줄의 매듭일 수도, 꽉 쥔 주먹일 수도 있다. 그 형상이 고무 밴드처럼 이완되고 편안해지는 그림을 마음속으로 그린다.
5. 얼굴의 근육과 눈의 긴장이 풀리는 것을 느껴본다. 이완이 더 진행되면서 얼굴 전체에 이완의 파동이 퍼지는 것을 상상한다.
6. 얼굴과 눈 근육을 긴장시켜 꽉 조였다가 다시 풀어주면서, 이완이 온몸으로 퍼져나가는 것을 상상한다.
7. 신체의 다른 부위에 대해서도 앞에서와 같은 요령으로 이완한다. 몸을 천천히 더듬어 내려간다. 턱, 목, 어깨, 등, 팔의 위와 아래, 손, 가슴, 배, 허벅지, 종아리, 발목, 발, 발가락 등 온몸이 이완될 때까지 아래쪽으로 천천히 내려간다. 신체의 각 부위가 긴장되어 있는 것을 이미지로 그리고, 그 긴장이 풀리는 것을 상상하면서 완전히 이완시킨다.
8. 편안하고 즐거운 환경 속에 있는 자신의 모습을 그린다. 어디든지 자신이 편안하게 느껴지는 곳이면 된다. 그곳이 어떤지, 색과 소리, 분위기를 세밀하게 마음으로 그린다.
9. 그 아름다운 곳에서 2~3분간 완전히 편안하게 있는 자신의 모습을 그린다.
10. 자신의 암을 사실적이거나 상징적으로 표현해서 마음으로 그린다. 암은 몹시 약하고 불안정한 세포로 이루어져 있다는 것을 상상한다. 정상적인 상태에서 우리 몸은 수천 번씩 암세포를 파괴

한다는 것을 기억한다. 암을 그릴 때는, 자신의 방어력이 건강하고 정상적인 상태로 돌아와야 치유된다는 것을 자각한다.

11. 현재 치료를 받고 있다면, 그 치료가 이루어지는 과정을 자신이 이해하기 쉽게 그린다. 방사선 치료를 받고 있다면, 방사선이 암세포를 명중해서 없애는 수백만의 에너지 총알이 나오는 광선으로 그린다. 정상 세포는 어떠한 손상을 입어도 회복될 수 있지만, 암세포는 약하기 때문에 회복되지 못한다. 화학 치료를 받고 있다면, 약물이 체내 혈액을 타고 이동하는 모습을 상상한다. 마치 약물이 독처럼 작용한다고 상상한다. 정보처리 기능이 있는 강력한 정상 세포는 독을 받아들이지 않는다. 그러나 암세포는 약하기 때문에 소량의 독약을 흡수해도 파괴된다. 암세포는 독약을 흡수해서 죽고 몸 밖으로 배출된다.

12. 체내의 백혈구가 암이 있는 부위로 접근해 비정상 세포를 알아보고 파괴하는 모습을 그린다. 몸 속에는 백혈구로 구성된 대규모 부대가 있다. 그들은 강력하고 공격적이며 매우 영리하다. 암세포는 백혈구 부대에 비교가 되지 않는 상대다. 싸움에서는 백혈구가 언제나 이긴다.

13. 암이 줄어드는 것을 마음으로 그린다. 죽은 암세포가 백혈구에 의해 옮겨지고, 간과 신장을 통해 몸 밖으로 나가고, 대소변의 형태로 배출되는 모습을 상상한다.
    - 상상치유는 자신의 소망에 대한 확신을 그리는 과정이다.
    - 암이 약화되어 모두 소멸될 때까지 계속 상상을 한다.
    - 에너지가 충만해지고, 입맛이 더 좋아지며, 편안함을 느끼고, 가족에게 사랑받는 자신의 모습을 그린다. 그리고 마침내 암이 완전히 사라진 모습을 그린다.

14. 만약 어딘가에 통증이 있다면 백혈구 부대가 그곳으로 이동해 고통을 없애는 모습을 그린다. 어떤 문제든 몸에게 그것을 고치라고 명령을 내린다. 점차 건강해지는 자신을 상상한다.

15. 병에서 해방되어 완전히 건강하고 에너지가 충만한 자신을 상상한다.

16. 인생의 목표를 이룬 자신을 상상한다. 삶의 목표가 달성되고, 가족들이 행복하고, 주변 사람들과의 관계가 보다 의미 있게 발전하는 그림을 그린다. 삶에서 자신에게 진정 중요한 것들에 집중한다.

17. 상상 훈련을 열심히 하는 자신의 등을 두드리고 격려하는 모습을 상상한다. 그리고 자신이 상상 훈련을 하루에 세 번 집중해서 실시하는 모습을 지켜본다.

18. 눈꺼풀을 가볍게 해서 눈뜰 준비를 한다. 자신이 있는 방을 의식한다.

19. 눈을 뜨고 일상생활로 돌아온다. 이미지요법을 하루 3회 10~15분씩 시행한다.

• 딘 오니시의 심장병 치유 상상대본

- 조용한 장소에서 편안한 자세로 앉거나 누워서 눈을 감는다.
- 천천히 숨을 내쉬면서 자신의 호흡에 집중한다.
- 심장이 규칙적으로 잘 뛰고 있다고 상상한다.

- 심장이 박동할 때마다 활기차게 혈액을 내뿜는다고 상상한다.
- 심장 동맥이 확장되어 더 많은 혈액이 원활하게 흐른다고 상상한다.
- 새로운 혈관들이 자라나고, 신생 혈관들은 더 많은 산소와 영양소를 심장 근육에 공급한다고 상상한다.
- 온몸의 혈관을 통해 혈액이 막힘없이 부드럽게 흐른다고 상상한다.
- 천천히 눈을 뜨고 일상생활로 돌아온다.

• 마이크 사무엘의 치유를 위한 상상대본

- 조용한 장소에서 편안한 자세로 앉거나 누워서 눈을 감는다.
- 천천히 숨을 내쉬면서 자신의 호흡에 집중한다.
- 숨을 깊이 들이마시고 천천히 내쉰다.
- 온몸의 긴장을 마음의 눈으로 풀어 내려간다.
- 질병으로 인해 나타나는 증상들이 자신의 의식 속에서 거품으로 변한다고 상상한다. 그 거품이 자신의 몸에서 훨훨 날아가 더 이상 보이지 않는다고 상상한다.
- 자기가 좋아하는 아름다운 장소를 상상한다. 해변이나 호수, 산, 어디든 좋다.
- 그 아름다운 장소가 환한 빛으로 가득 차는 모습을 상상한다.
- 그 빛이 당신의 몸을 비추어 온몸이 밝고 생기 있는 에너지로 충만하다고 상상한다.
- 아름다운 장소에서 빛으로 가득한 활기찬 몸으로 행복해하는 자신을 상상한다.
- 천천히 눈을 뜨고 일상생활로 돌아온다.

• 버니 시겔의 치유를 위한 상상대본

- 조용한 장소에서 편안한 자세로 앉거나 누워서 눈을 감는다.
- 천천히 숨을 내쉬면서 자신의 호흡에 집중한다.
- 숨을 깊이 들이쉬고 내쉬는 동안 가슴과 배의 움직임에 주목한다. 호흡을 하면서 속으로 '편안하다'고 말한다.
- 평화의 파동이 온몸으로 퍼지는 모습을 상상한다.
- 기분이 좋아지는 광경을 떠올린다. 드넓은 우주든 아름다운 자연이든, 자신이 좋아하는 광경을 상상한다.
- 자신의 면역계가 병을 몰아내는 모습을 상상한다.
- 건강을 회복해서 자신이 바라는 인물이 된 모습을 즐겁게 상상한다. 그런 다음 마음을 가다듬고 잠시 쉰다.
- 햇살이 비치는 오솔길을 따라 아름다운 정원으로 들어가는 모습을 상상한다.
- 정원에서 꽃향기를 맡고 꽃잎을 만지며 새소리도 들으면서 아름다움을 만끽한다.

- 커다란 무지갯빛 열기구를 타고 하늘 위로 둥실둥실 떠오르는 모습을 상상한다.
- 우주에서 평화로운 지구를 내려다보면서 감탄한다. 그리고 자신이 살아오면서 겪은 갈등과 문제점을 종이에 적은 후 구겨서 허공으로 던져버린다.
- 삶의 문제를 모두 버린 후 홀가분하고 평화로운 마음으로 다시 지구로 내려온다.
- 풀밭에 누워 잠시 동안 온몸을 사랑으로 가득 채운다. 모든 세포를 열어 사랑으로 가득 채운다.
- 7회쯤 집중해서 호흡한 후, 마지막 숨을 쉬고 눈을 뜨면서 의식을 방으로 이동한다. 마음에 여전히 평온함을 안고 일상생활을 시작한다.

 **치유를 앞당기는 생활수칙 5계명**

환자라면 보다 빠른 치유를 위해 생활요법을 병행해보자. 상상을 통해 긍정적인 마음을 유도하고 면역력을 강화하는 것이 완치의 지름길이지만, 생활 전반에서 치유의 노력을 기울이면 치유 속도가 배가될 것이다. 치유를 앞당기는 바른 생활수칙은 다음과 같다.

1. 바른 식생활을 하자

음식은 생명 유지와 활동에 꼭 필요한 에너지 공급원이다. 우리 몸의 면역기능 역시 에너지원이 있어야 그 역할을 해낼 수 있다. 따라서 인체가 필요로 하는 영양소, 즉 탄수화물, 단백질, 지방, 비타민, 미네랄, 섬유질을 고루 섭취하는 것이 중요하다. 필수영양소를 두루 섭취하기 위해서는 우리 땅에서 난 제철 자연식품을 골고루 먹는 것이 최선이다. 단, 음식물의 소화 과정에서 유해독소를 많이 발생하는 육류나 지방류의 섭취는 줄이고, 야채, 과일, 잡곡류를 충분히 먹는다는 생각으로 식단을 짜는 것이 바람직하다.

식품 공해가 심각한 오늘날 안전한 식품을 고르는 지혜도 필요하다. 농약을 사용해 생산한 농산물, 대량 밀집 사육해 항생제로 키운 육류나 양식 어류, 수입식품, 유전자조작식품, 유해 첨가물이 든 가공식품 등은 피하고, 안전하게 생산된 자연식품을 이용하자. 자연식품은 단순하게 조리해서 바로 먹는 것이 식품의 영양소와 생명력의 손실을 줄이는 길이다.

음식을 적게 먹고 오래 씹는 것도 중요하다. 과식은 소화기관에 부담을 주고, 소화기관에 정체된 음식물이 부패하면서 체내 각 기관에 악영향을 끼친다. 또한 소화흡수율이 떨어져 혈액을 오염시키고, 질병을 부추기는 활성산소를 다량으로 발생시킨다. 음식물을 오래 씹어 천천히 먹으면 과식을 막을 수 있고, 침 속에 있는 유용 효소의 작용으로 발암물질이나 병원균이 무력화되기도 한다.

생수를 자주 마시는 것도 치유력 강화에 도움이 된다. 신진대사를 원활히 하고 노폐물 배출을 촉진하기 때문이다. 성인이라면 하루 2ℓ가량 식사 전후의 시간대를 피해 조금씩 자주 천천히 마시는 것이 좋다. 안전한 자연식품을 골고루, 과식하지 않고 즐거운 마음으로 먹는 것이 치유를 위한 식생활의 으뜸 수칙이다.

2. 쾌면을 유도하자

우리 몸은 잠자는 동안 심신의 피로를 풀고, 에너지를 얻고, 유해물질을 해독하고, 각종 호르몬을 분비하는 등 유용한 생리활동을 한다. 생명 활동에 꼭 필요한 야간의 인체 대사는 수면을 충분히 취할 때 원활하게 이루어진다. 수면 시간이 충분하지 않거나 숙면을 취하지 못하면 치유 기능이 저하된다. 따라서 치유력을 높이기 위해 충분히 자고, 숙면을 취하는 습관을 길러야 한다.

적정한 수면 시간은 사람에 따라 차이가 있지만, 보통 하루 8시간 전후가 적당하다고 알려져 있다. 사람에 따라 피곤하지 않을 만큼 적정한 수면 시간을 정해 충분히 자고, 규칙적인 시간에 잠자리에 들도록 하자. 숙면을 취하기 위해서는 침실을 잘 환기시키고, 잠자는 바닥은 좀 딱딱한 편이 좋다. 등을 대고 누우면 척추를 반듯하게 받쳐주면서 균형을 잡을 수 있도록 해주기 때문이다. 너무 푹신한 침대나 두꺼운 요를 이용하면 척추가 묻혀 내려앉기 때문에 부담을 주게 된다. 낮에 적당한 운동을 하고, 저녁식사는 간단히 하는 것이 숙면을 취하는 데 도움이 된다.

쾌면을 유도할 수 있는 가장 좋은 방법은 아침에 일어나 햇빛을 쬐면서 걷는 것이다. 우리 몸은 아침에 일어나 햇빛을 본 후부터 14~16시간 이후 수면 호르몬인 멜라토닌이 분비되어 잠이 오게 되어 있다. 숙면 호르몬인 멜라토닌은 빛의 양을 감지하고 반응하는 호르몬이다. 따라서 아침에 태양을 충분히 쬐고 밤에 방을 어둡게 하면 생체시계가 정상적으로 작동해서 멜라토닌이 분비된다. 수면의 질이 건강을 좌우하므로, 쾌면 습관을 통해 치유력을 강화하자.

3. 내게 맞는 운동을 하자

자신에게 맞는 운동을 꾸준히 하는 것도 치유력을 강화시킨다. 일반적으로 운동은 혈액순환을 촉진하고, 혈액을 깨끗이 하며, 온몸의 세포 활동을 강화하고, 심장을 튼튼히 하며, 근육과 뼈를 단련한다. 또한 산소 섭취량을 늘려 각 장부의 대사 활동을 활발히 하고, 엔도르핀 같은 호르몬의 분비를 증가시켜 스트레스를 낮추며, 땀이나 호흡 등을 통해 노폐물과 유해물질을 배출하는 해독 기능도 있다. 우리 몸의 전반적인 기능을 높여주는 것이 바로 운동이다.

운동할 때는 자신의 연령과 체력에 맞게 조금씩 단계적으로 해야 한다. 무리한 운동은 질병을 부추기는 활성산소를 많이 발생시켜 오히려 부작용을 낳기도 한다. 또한 운동은 꾸준히 해야 제대로 효과를 볼 수 있다. 보통 1주일에 3~5회, 1회 30분~1시간 정도의 운동을 꾸준히 하는 것이 이상적이다. 환자라면 몸에 맞는 가벼운 운동부터 시작해서 서서히 운동의 강도를 높이는 것이 바람직하다. 식전이나 식후 2시간 이내, 너무 춥거나 더울 때, 인체가 휴식 모드로 들어가는 밤에는 운동을 피하는 편이 좋다.

좋은 운동이 따로 있는 것은 아니다. 자신에게 맞는 운동을 선택해 즐기면서 하면 된다. 심리적 부담감을 갖고 억지로 하는 것과 즐거운 마음으로 하는 것은 치유 효과가 다르다. 자신의 기호를 고려해 즐기면서 할 수 있는 운동을 찾아 지겹지 않을 때까지 하는 것이 좋다. 좋아하는 음악을 들으면서 하는 조깅, 애완동물과 함께 걷기, 가족이나 친구와 함께하는 등산 등 운동하는 즐거움을 키우는 방법을 찾아 실천하는 것도 운동의 효과를 높이는 길이다. 시간을 따로 내지 않더라도, 일상에서 적극적으로 몸을 움직이는 생활습관을 갖는 것도 치유력을 높이는 길이다.

4. 바른 호흡을 하자

인간은 산소 없이는 생존할 수 없다. 특히 뇌세포는 3분 정도 산소가 공급되지 않으면 바로 활동을 멈춘다. 체내에서 산소는 음식물을 산화시켜 에너지로 만드는 역할을 한다. 산소가 부족하면 아무리 먹어도 생명 활동에 필요한 에너지를 얻을 수 없다. 산소를 체내에 공급하는 생리 작용이 바로 호흡이다. 호흡이 제대로 이루어지지 않으면 신진대사에 악영향을 주고, 산소와 이산화탄소가 충분히 교환될 수 없어 면역력을 저하시킨다.

치유력을 강화하기 위해서는 산소를 충분히 받아들이는 복식호흡을 하는 것이 좋다. 복식호흡을 하면 횡격막이 오르내리고 복근이 움직여서 내장운동이 되고, 혈액순환이 촉진된다. 또한 호르몬 분비가 왕성해지고, 자율신경이 균형을 이루게 된다.

복식호흡을 하려면 우선 척추를 바로 세우고 편안 자세로 앉거나 서서 입을 다문 채 코로 숨을 쉬면 된다. 숨을 내쉴 때는 아랫배에 힘을 넣고 배를 쑥 넣으면서 천천히 길게 내쉰다. 그 반동으로 아랫배가 불룩해지도록 천천히 숨을 들이마신다. 하루 종일 호흡을 의식하는 것은 무리겠지만, 짬짬이 연습하면 무의식적으로 깊게 호흡하는 것이 습관으로 자리 잡을 것이다.

치유력을 강화하기 위해서는 코로 호흡하는 것도 중요하다. 코로 호흡을 하면 코에서 인후까지 15㎝ 정도의 기도를 통과하는 사이에 들이마신 공기가 정화된다. 공기에 포함된 미생물 등이 상당 부분 걸러지고, 습도와 온도가 적절히 조절된 공기를 받아들일 수 있다. 코 호흡을 습관화하기 위해서 평상시에 입을 다무는 노력을 의식적으로 하는 것이 좋다.

5. 자연친화적인 생활을 하자

자연의 일부인 인간은 자연을 떠나서는 존재할 수 없다. 따라서 자연의 순리를 역행하면 치유력은 약화된다. 공해물질을 펑펑 쏟아내고, 자연의 섭리를 무시한 채 만든 유해식품을 먹고, 밤낮과 계절이 뒤바뀐 생활을 하고, 문명의 이기만을 좇아 자연과의 공존을 거부하는 생활은 치유력을 무력하게 만든다.

자연과 인간은 하나라는 공동체의식을 지닌 채 자연친화적인 생활을 할 때 면역력이 강화될 것이다. 자연의 순리를 따르는 것은 어려운 일이 아니다. 해가 뜨면 일어나고 해가 지면 서서히 활동을 접어 잠자리에 들며, 우리 땅에서 난 제철 자연식품을 먹고, 더운 여름에는 적당히 땀을 흘리며, 추운 겨울에는 활동량을 줄이는 등 인류가 오랜 세월 동안 해온 자연스런 생활을 실천하면 된다. 또한 플라스틱, 합성세제, 살충제, 합성의류 등 유해 화학물질을 원료로 만든 생활용품을 덜 쓰고, 가능한 자연친화적인 제품을 쓰는 것이 자연과 자신의 건강을 지키는 길이다.

자연과 어우러진 생활은 몸과 마음의 치유력을 높인다. 도시에 살더라도 자주 산이나 숲을 찾아 자연의 건강한 에너지를 받는 것이 좋다. 천연 살균 물질인 '피톤치드'와 질병을 부추기는 활성산소를 무력화시키는 천연 '음이온'이 가득한 숲에서 하는 삼림욕은 면역력을 강화한다.

대자연과 인간은 생태공동체라는 사실을 잊지 말고, 자연과 어우러져 자연의 순리를 따르며 사는 것이 치유력을 높이는 길이다.

건강과 젊음을 지키는 본격적인 상상 훈련

디팩 초프라 박사는 "완전한 치유와 건강, 젊음은 누구든 충분히 성취할 수 있는 하나의 상태"라고 말한다. 우리 마음에는 무한한 힘이 있기 때문이라는 설명이다. 그래서 "지금 당장, 완전한 건강을 선택하라"고 강조한다.

건강과 젊음을 지키고 싶을 때도 상상을 이용하자. 마음을 다스리는 과학적 도구인 상상은 질병을 막아주는 더없이 좋은 예방의학이며, 나이보다 젊게 사는 탁월한 안티에이징 기법이다. 나이가 들면 기력이 떨어지고 병드는 것이 당연하다는 고정관념은 버리고, 상상을 통해 건강과 젊음을 지켜보자. 노화에 대한 고정된 시각을 바꾸어, 초프라 박사의 말처럼 완전한 건강과 젊음을 선택하면 된다.

건강과 젊음을 지키는 상상도 질병 치유를 위한 상상 훈련처럼 생생하게 상상하고 생생하게 느끼는 것이 핵심 키워드다. 가장 활력이 넘쳤을 때의 모습을 선명하게 상상하고, 사랑과 기쁨을 제대로 느끼도록 관련 이미지를 구체적으로 떠올리면서 긍정적인 감정을 느껴야 한다.

매일 아침저녁으로 15~20분씩 상상 훈련을 통해 건강과 젊음을 지키자.

 **건강과 젊음을 지키는 상상**

- 조용한 장소에서 편안한 자세로 앉거나 누워서 눈을 감는다.

- 천천히 심호흡을 계속하면서 자신의 호흡에 집중한다.

- 숨을 내쉴 때는 긴장, 피로, 병든 세포, 나쁜 감정 등이 모두 밖으로 빠져나간다고 상상한다.

- 숨을 들이마실 때는 우주의 건강하고 밝은 사랑의 기운이 들어온다고 상상한다.

- 우주의 밝은 사랑의 빛이 자신의 몸으로 들어와서 서서히 퍼져나간다고 상상한다.

- 사랑의 빛이 이마, 턱, 목, 가슴, 배, 허벅지, 종아리, 발바닥, 발가락, 그리고 양팔과 손으로 퍼져가면서 온몸이 편안해지는 모습을 상상한다. 속으로 '편안하다'고 말한다.

- 사랑의 빛으로 가득해진 온몸이 따뜻하고 기분 좋게 편안해진 모습을 상상한다.

- 자신이 가장 젊고 건강했던 모습을 떠올린다. 그때의 모습을 하나하나 떠올리고, 그때의 활기찬 감정을 느껴본다. 젊은 날 힘차게 자전거를 탈 때의 모습을 상상한다면, 페달을 밟을 때의 느낌, 상쾌한 바람, 이마의 땀방울, 즐거운 탄성 등을 구체적으로 상상한다.

- 그리고 이렇게 말한다. '나는 늘 건강하고 활기가 넘칩니다.'

- 건강한 모습으로 사랑이 충만한 삶을 사는 자신을 상상한다. 사랑하는

이들을 떠올리고, 서로 감사와 사랑의 말을 나누는 모습을 상상한다. 사랑이 충만했던 기억을 떠올려도 좋다. 간절히 바라는 일이 있다면, 소망을 이루고 행복해하는 모습을 상상해도 좋다.

- 가족과 사랑을 나누며 행복해하는 모습을 상상하고, 그 사랑과 행복의 감정을 생생히 느껴본다.
- 그리고 이렇게 말한다. '건강과 사랑과 행복이 충만한 삶에 감사합니다.'
- 사랑과 행복의 감정을 잠시 더 느낀 후 천천히 눈을 뜨고 일상으로 돌아온다.

무병장수의 꿈을 포기할 수 없는 인류가, 아니 적어도 살아 있을 때만이라도 건강하게 살고 싶은 우리가 그 꿈을 이루기 위해 집중해야 할 대상은 바로 자신의 마음이다. 하루가 다르게 발달하는 의학은 앞으로도 수없이 많은 첨단 치료법과 건강법을 쏟아낼 것이다. 그러나 아무리 의학이 발달해도, 마음을 다스리는 것보다 나은 건강법은 없을 것이다. 우리 마음의 힘은 한계가 없기 때문이다.

마음의 힘을 키우는 강력한 도구인 상상의 가치는 앞으로 더욱 빛을 발할 것이다. 마음의 잠재력을 낱낱이 해부하고 있는 과학에 의해, 가장 과학적이고 경제적이며 완전한 건강법으로 상상치유는 더 주목받게 될 것이다.

눈을 감고 즐겁게 꿈을 꾸자. 당신이 그토록 바라던 완전한 치유와 건강을 마음껏 상상하자. 아니, 무엇이든 좋다. 건강을 이루었다면 자신의 또 다른 소망을 생생히 꿈꾸자. 단지 꿈꾸는 것만으로 자기 안에 내재된 치유력과 잠재력을 무한대로 끌어낸다는 위대한 사실과 만나게 될 것이다.

나만의 이미지 처방전 만들기

상상치유의 이미지 처방전은 정해진 틀이 있는 것이 아니다. 자신이 가장 공감하고 만족을 느끼는 이미지가 제일 좋기 때문이다.

칼 사이먼튼 박사의 경우, 일반적으로 암 환자에게 백혈구가 암세포를 공격하는 생리 작용을 시각화할 것을 권한다. 암세포는 대개 햄버거 고기나 물고기 알처럼 깨질 수 있는 약한 존재로 그리고, 백혈구는 강한 존재로 그려서 암세포를 없애는 이미지를 시각화한다. 그러나 사이몬튼 박사 역시, 가장 좋은 것은 환자 스스로 좋아하는 이미지를 찾아 상상하는 것이라고 한다.

실제 그의 환자들 가운데는 개성적인 상상으로 암을 물리친 경우가 많다. 한 환자의 경우, 자신의 백혈구를 백마 탄 백색의 기사단으로 상상했다. 일렬로 도열한 기사단의 창이 태양 아래서 빛을 내며, 천천히 움직이는 작은 생물인 암세포를 없애는 모습을 시각화했다. 자신이 좋아하는 기사단의 이미지를 상상치유에 이용해 효과를 높인 것이다.

또 다른 환자는 백혈구를, 희끄무레한 암세포들 사이를 헤엄쳐 다니면서 먹어치우는 물고기의 이미지로 그렸다. 물고기 가운데 한 마리는 리더로 설정해, 암세포와의 공격을 지휘하는 모습을 상상했다. 암세포를 공격하고, 없애고, 남은 파편을 치우는 물고기로 시각화된 면역계는 결국 암을 완전히 몰아냈다.

캘리포니아 의대 딘 오니시 교수의 심장병 환자들 역시 개성 있는 상상 대본으로 병을 치료했다. 한 환자는 터널을 뚫는 굴착기를 떠올리며 막힌 동맥에 새로운 길을 만들어 그곳으로 혈액이 잘 흐르는 모습을 상상했다. 또 다른 환자는 숨을 들이마실 때마다 치유의 백색 광선이 온몸으로 들어와서 막힌 관상동맥을 녹이는 상상을 했다. 그리고 숨을 내쉴 때는 동맥을 막은 불순물이 함께 빠져나간다고 상상했다.

외과 의사인 버니 시겔 박사의 어느 암 환자는 일상의 매순간에서 치유의 상상을 실천했다. 설거지를 할 때는 깨끗해지는 그릇처럼 자신의 암도 씻겨 내려간다고 생각했고, 산책을 할 때는 산들바람이 암세포를 날려버린다고 상상했다. 그리고 상상처럼 말끔하게 나았다.

독창적인 이미지를 만든 이들처럼 상상치유 훈련에 쓰는 이미지 처방전은 자신의 개성을 담아 자유롭게 만들면 된다. 중요한 것은 자신이 쉽게 공감하고 기쁜 감정을 극대화할 수 있는 이미지를 만드는 것이다. 병이 완치되어 건강한 이미지를 담고 있다면 어떤 식으로 상상해도 좋다. 암 환자라면 눈부신 햇빛에 암세포가 녹아내리는 모습을 그려도 좋고, 파도가 몸 안으로 밀려와서 암세포를 깨끗이 씻어내는 상상을 해도 좋다. 사이먼튼 요법처럼 백혈구가 암을 공격하는 생리학적인 상상도 좋다.

병을 의식하기 싫다면, 완전히 건강을 되찾은 후의 모습과 기쁨에 초점을 맞추어 상상하면 된다. 이를테면 지금은 자녀가 어리지만, 10년 뒤 학업을 마친 자녀의 졸업식에 참석해 온 가족이 건강한 모습으로 행복해하는 모습을 생생하게 상상하고, 그 기쁨을 생생히 느끼는 데 집중하면 된다.

상상하는 이미지는 자신이 즐겁게 몰입할 수 있는 것이어야 한다. 그럴 때 상상에 더 집중하고 기쁨이 배가될 것이며, 결국 치유 효과를 높일 것이다. 자신에게 잘 맞고 만족감을 주는 이미지를 찾을 때까지 다양한 모습의 시각화를 시도해보는 것이 좋다. 그러다 보면 긍정적 감정이 극대화되는 이미지를 찾게 될 것이다. 처음 상상한 모습에서 무엇을 더 넣고 무엇을 빼는 식으로 차츰 다듬어서, 자신만의 완성된 이미지 처방전을 만들면 된다. 의학적으로 정해진 이미지 처방전이란 것은 없다. 자신이 즐겁게 몰입할 수 있는 자신만의 상상대본이 가장 좋은 처방전이다.

상상의 세계에 즐겁게 빠져들어 생생하게 상상하고 생생하게 느끼는 것이 상상치유의 핵심 키워드다.

상상이 잘되지 않을 때의 대처법

1. 조급함을 버리자

상상치유를 하다 보면 잡념이 생기거나 시각화가 잘되지 않을 때가 있다. 처음 시도하는 사람들은 대부분 그럴 것이다. 이것은 자연스러운 현상이므로 조바심을 낼 필요가 없다. 상상이 잘되지 않는다고 너무 신경을 쓰다 보면, 오히려 심신이 긴장되어 더욱 몰입을 방해하게 된다.

상상치유를 하는 중간에 잡념이 들면, 자신이 엉뚱한 생각에 빠졌다는 사실을 알아차리고 다시 상상 훈련으로 돌아와서 집중해 끝까지 마치면 된다. 상상치유를 처음 시작하는 사람들에게 중요한 것은 상상에 몰입하는 집중력이 아니라 꾸준히 실천하는 의지다. 중간 중간에 잡념으로 빠지면서 하는 상상이라고 해도 계속 하면 효과가 있다. 그리고 매일 규칙적으로 하다 보면 모든 것이 차츰 나아진다. 꾸준히 해서 숙달되면 선명한 이미지를 그릴 수 있고 집중력도 높아진다.

미시건 주립대학 생리학과의 로버트 루트번스타인 교수는 "선천적으로 형상화 능력을 타고 나는 사람도 있지만, 대부분 후천적으로 얼마든지 습득할 수 있다"고 말한다. 우리 모두가 연습을 통해 시각화 능력을 키울 수 있다는 말이다. 조바심을 버리고 좀 더 편안한 마음으로 임하는 것이 좋다.

2. 간단한 것부터 연습하자

이미지를 떠올리는 일이 어렵다면 간단한 것부터 상상 연습을 해보자. 우선 자신의 방에 편안히 앉아 방안을 자세히 주시한다. 그런 후 눈을 감고 방의 모습을 하나하나 구체적으로 떠올려보자. 벽지와 바닥의 색깔, 가구 배치, 책상의 위치, 컴퓨터와 책들, 그리고 오디오를 틀었을 때 흘러나오는 음악소리, 책상 위에 있던 초콜릿, 초콜릿의 달콤한 향, 초콜릿을 한입 먹었을 때의 맛 등을 상상해보자.

그리고 눈을 뜬 후 자신이 상상했던 것과 비교하며, 놓친 부분이나 잘 떠오르지 않는 것이 무엇인지 확인하자. 확인한 후 바로 그 모습으로 다시 상상해보자. 이렇게 주의를 집중해 주변의 간단한 사물부터 상상하는 훈련을 하다 보면, 차츰 또렷한 이미지를 만들 수 있고 집중력도 높아진다. 모든 훈련이 그렇듯이 상상치유법 또한 연습하는 만큼 나아진다.

3. 시각 자료를 활용하자

인체의 내부 기관이나 건강한 모습 등이 너무 막연하게 느껴진다면, 관련 사진을 보면서 시각화를 연습하는 것이 좋다. 가령 관상동맥이 막혀서 심장병이나 고혈압이 있다면, 막힘없이 탄력 있는 혈관 사진을 본 후 건강한 혈관 이미지를 떠올리면 된다. 환자들은 대개 면역력이 약해서 백혈구의 수가 적고 모양도 일그러진 경우가 많은데, 건강한 백혈구 사진을 보면서 자신의 면역체가 강화되는 모습을 상상하는 것도 좋다.

늘 병약해서 자신의 건강한 모습을 그리기 어렵다면, 건강한 이미지를 자랑하는 산악인이나 운동선수, 혹은 말기 암을 이기고 '사이클의 황제'가 된 랜스 암스트롱처럼 기적적인 치유의 주인공 사진을 보면서 자신도 그렇게 되리라 시각화하는 것도 효과적이다.

관련 사진을 통해 시각적인 정보를 입력한 후 상상을 하면 훨씬 수월하다. 사진을 잘 보이는 곳에 붙여두면 평소 무의식을 자극하는 데도 도움이 된다.

4. 치유음악을 들으며 상상하자

불가리아의 심리학자인 게오르기 로자노프 박사는 음악과 뇌의 집중력에 관해 연구한 바 있다. 그 결과에 따르면 긴장이 완전히 풀린 상태, 즉 알파 뇌파의 상태일 때 부드러운 클래식음악을 틀어놓고 새로운 정보를 제시하면, 우뇌와 좌뇌가 조화롭게 동조해 놀랄 만한 기억력을 보이며 큰 학습효과를 낳는다고 한다. 이는 곧 신체의 이완은 물론 클래식음악이 뇌의 집중력을 배가시키는 데 도움을 준다는 말이다. 많은 사람들이 명상

음악을 들으면서 명상할 때 집중이 잘된다는 것도 그 때문일 것이다.

음악요법은 이미 그 자체로 치유력을 발휘하는 분야이기도 하다. 따라서 마음을 평온하게 이끄는, 자신이 좋아하는 클래식음악이나 명상음악, 치유음악(healing music)을 조용하게 들으면서 상상을 하면 집중력을 높일 수 있을 것이다.

5. 상상 훈련 후 글로 표현하자

상상치유는 건강한 이미지를 심고 긍정적인 감정을 강화해서 치유 작용을 촉진하는 훈련이다. 따라서 상상을 마친 후 글로 표현하는 과정을 추가하면 긍정적인 마음을 더욱 강화할 수 있다. 건강하다는 내용의 글쓰기를 통해 자신의 무의식에 더 선명하게 각인될 것이다.

소망을 기록할 노트를 미리 준비한 후, 상상치유를 시작하기 전에 노트를 펼쳐놓고 상상을 마친 후 글로 쓰면서 마무리하는 것도 좋은 방법이다. 이를테면 '내 건강한 심신에 감사합니다'라고 글로 표현하면, 상상을 통해 얻은 기쁨의 감정은 더욱 배가된다.

이완, 상상, 확언, 기록까지 이어서 병행하면 소망을 현실화하는 데 더욱 강력한 에너지로 작용할 것이다.

완전한 건강의 핵심 키워드

상상치유는 마음의 평화와 기쁨을 찾는 정신 훈련이고, 결국 행복해지는 연습이다. 따라서 그 기법이 중요한 것이 아니라, 자신의 마음을 긍정적으로 다스리는 것이 핵심이다.

그런데 당신에게 상상치유가 단지 심리적 부담을 주는 또 하나의 스트레스원에 지나지 않는다면, 하지 않는 편이 나을지도 모른다. 대부분의 사람들은 상상치유를 시작하면, 낫는다는 믿음과 긍정적인 감정이 강화되어 몸의 생리적 변화를 유도한다. 그러나 상상치유의 과학적 원리에 대한 이해가 없고 실천마저 게을리 해서, 그 어떤 긍정적 변화도 만들어내지 못한다면 무의미할 수 있다는 말이다.

그럴 경우엔 차라리 자신만의 평화와 기쁨을 찾는 편이 현명하다. 자신의 내면을 조용히 들여다보고, 마음이 행복해지는 길을 찾아보자. 중요한 것은 다른 사람들의 일반적인 경우가 아닌 바로 '자신'의 마음이다. 꼭 상상치유법이 아니더라도, 낫는다는 확신을 주는 요법이 있다면 그것을 해보는 것이 좋다. 그 강한 믿음이 치유의 현실을 만들기 때문이다. 중요한 것은 자신의 마음이라는 사실을 잊지 말자. 무엇을 하든 마음의 상처를 털어내고 평화와 기쁨을 찾을 수 있다면, 그것이 자신에게 가장 좋은 치료법이자 건강법이다.

마음의 평화를 찾는 것이 곧 치료법이라는 사실을 단적으로 보여준 어느 부호의 이야기를 보자. 그는 오랫동안 극심한 통증을 수반하는 중증 위궤양에 시달렸다. 병원 치료와 식이요법 등 온갖 방법을 동원해 치료해보았지만 모두 효과가 없었다. 격렬한 고통 속에서 그는 죽음에 이르렀다고 여기며 희망을 모두 접었다. 그리고 죽기 전에 마지막으로 유람선을 타고 세계여행을 떠나기로 마음먹었다. 자신의 시체를 넣을 관을 배에 싣고, 여행 중에 자신이 죽으면 시신을 관에 넣어 가족에게 보내달라고 선장에게 당부한 후 홀연히 세계여행을 떠났다.

고통스런 지병이 낫지 않아서 속을 끓일 때와 달리, 그는 담담히 죽음을 받아들인 채 두려움 없이 마지막 여행을 즐겼다. 그의 마음은 더없이 편안했다. 주치의가 금지한 음식도 연연하지 않고 먹었으며, 약은 아예 갖고 가지도 않았다. 댄스파티에도 나가며 유람선에 동승한 사람들과 함께 즐거운 시간을 보냈다.

몇 달 후 여행을 마치고 돌아온 그는 평생 굴레였던 중증 위궤양에서 완전히 나아 있었다. 편안한 마음이 만드는 생화학 작용으로 치유가 촉진되면서 건강을 되찾은 것이다. 자신을 억누르던 스트레스 요인으로부터 벗어나 마음의 평화를 찾는 것이 얼마나 중요한지 잘 보여주는 일화다.

내 마음을 고요하게 만드는 것이 곧 치유의 지름길임을 잊지 말자. 그리고 낫는다는 믿음을 가지고 삶의 기쁨을 찾는다면, 그 어떤 병도 치유된다는 사실도 기억하자. 이것이 바로 완전한 건강의 문을 여는 만능열쇠다.

TIP 슬라우의 행복헌장 10계명

영국 BBC방송이 6명의 전문가들로 구성된 행복위원회와 함께 '슬라우'라는 작은 지방에서 행복 실험을 실시했다. 행복위원회는 이곳 주민들에게 '행복헌장 10계명'을 제시했고, 슬라우 지방의 자원 참여자들은 3개월간 10계명을 실천했다. 실험 결과, 모두가 행복감을 느꼈다고 한다. 방송 프로그램으로 제작되어 큰 반향을 불러일으킨 행복헌장은 다음과 같다.

1. 운동하라. 1주일에 3회, 30분씩이면 충분하다.
2. 좋았던 일을 떠올려보라. 하루를 마무리할 때마다 당신이 감사해야 할 일 5가지를 생각하라.
3. 대화를 나누어라. 매주 온전히 1시간은 배우자나 친한 친구들과 대화를 나누어라.

4. 식물을 가꾸어라. 아주 작은 화분이라도 좋다. 죽이지만 마라.

5. TV 시청 시간을 반으로 줄여라.

6. 미소를 지어라. 적어도 하루에 한 번은 낯선 사람에게 미소를 짓거나 인사를 하라.

7. 친구에게 전화하라. 오랫동안 소원했던 친구나 지인들에게 연락해서 만날 약속을 정하라.

8. 하루에 한 번씩 유쾌하게 웃어라.

9. 매일 자신에게 작은 선물을 하라. 그리고 그 선물을 즐기는 시간을 가져라.

10. 매일 누군가에게 친절을 베풀어라.

질병이 전하는 메시지

발작을 일으키는 궤양성 결장염으로 오랜 세월 고통받아온 사람이 있었다. 그 어떤 방법으로도 치유되지 않았고, 죽음의 문턱을 넘나들며 고통의 나날을 보냈다. 그런 그가 자신의 병이 삶을 돌아보라는 메시지임을 깨달으면서 삶은 극적으로 변했다. 병을 통해 삶을 돌아보고 내면의 문제에 대한 해법을 찾으면서 질병의 굴레를 완전히 벗을 수 있었다.

그가 바로 프랑스의 유명한 심리치료사 기 코르노 박사다. 질병은 삶을 도약시키는 기회라고 강조하는 그는 "몸은 마음과 인생을 대하는 전반적인 태도를 반영하는 거울이며, 질병은 자신에게 어떤 메시지를 전하려는 몸의 신호"라고 말한다.

캘리포니아 의대 딘 오니시 교수도 질병의 고통은 이유가 있어서 존재하며 "정보를 전하는 전령"이라고 한다. 칼 사이먼튼 박사 역시 "질병은 인간으로서 성장할 수 있는 기회"라고 말한다. 많은 학자들이 병이 전하는 메시지에 귀를 기울이라고 강조한다. 질병은 삶의 문제를 전하는 것이고, 그 문제의 유일한 해결사는 자신이라는 말이다.

그러나 우리는 어떤가? 질병을 비롯한 삶의 문제에 직면할 때, 그것을 해결할 열쇠가 바로 '나'라는 사실을 제대로 인식하지 못하는 경우가 많다. 문제가 생기고 불행을 겪으면 그 원인과 책임을 자신이 아닌 남이나 바깥에서 찾으려 한다. 불행을 남이나 세상 탓으로 돌리면, 결국 자신은 아무런 힘이 없는 사람이 되고 주체적으로 삶을 꾸려갈 능력을 잃게 된다. 평생 분노하는 피해자로만 살아야 한다.

삶에 대한 책임은 모두 자신에게 있다. 양자물리학의 관점에서 보더라도, 세상을 바라보는 자신의 시각과 생각이 바로 현실을 만들어내지 않던가! 자신이 책임져야 한다는 사실을 자각하게 되면 삶은 변한다. 책임감과 동시에 문제에 대한 해결책을 찾게 되고 대처 능력이 생기게 된다. 삶에 대한 주인의식을 지니면 질병을 비롯한 모든 문제를 긍정적으로 헤쳐갈 수 있게 된다. 더불어 긍정적인 마음을 갖게 되고, 타인과의 관계도 회복되며, 스스로 행복을 만들 수 있게 된다.

평생 동안 불행했다면, 변화의 원천이 자신 안에 있음을 깨달을 때 비로소 행복해질 수 있다. '내 삶의 모든 것은 내 책임'이라는 생각은 삶을 완전히 변화시킬 것이다. 책임감과 주체성을 회복하는 순간, 삶은 혁명적으로 변한다는 사실을 잊지 말자.

질병을 비롯한 모든 문제의 해결사

우리 모두가 간절히 찾는 '행복' 역시 마찬가지다. 외부가 아닌 내면의 변화를 통해 행복을 발견해야 한다. 그러나 많은 사람들이 행복의 조건을 밖에서 찾으려 한다. 더 많이 가지고, 더 높이 오르고, 자신이 세운 큰 목표를 이루면 행복해지리라 생각한다.

그러나 그것들을 다 이루어도 행복한 순간은 잠깐이고, 대부분 '더 많은' 것을 원하는 게임은 끝나지 않는다. 1억을 가지면 10억을 갖고 싶고, 주름살을 제거하면 코를 세우고 싶은 것과 같은 이치다. 그러면서 우리는 언제나 부족하다고 느끼는 결핍 상태에 머물러 있다. 끊임없이 더 많이 이루어야 한다는 강박관념에 시달리면서 몸과 마음은 병들어간다.

엘리자베스 퀴블러 로스 박사는 말한다. "행복은 무슨 일이 일어나는가가 아니라, 일어난 일을 어떻게 해석하고 인식하느냐에 달렸다"고. 그리고 우리는 행복해지기 위해 필요한 모든 것을 갖고 있다고 말한다. 밖에서 행복을 찾는 일을 중단하고, 지금 이 순간 자신이 가진 것에서 삶의 의미를 발견하라는 말이다.

삶의 의미는 그 어떤 절망 속에서도 존재한다. 심신의학의 아버지라 불리는 빅터 프랭클 박사는 그런 사실을 잘 보여준다. 유대인인 그는 2차 세계대전 당시 아우슈비츠 강제수용소에서 모진 고통을 겪으면서도 살아남았다. 아우슈비츠에 수용된 사람들은 언제 죽을지 모르는 공포와 싸우며 짐승처럼 살아야 했다. 지옥 같은 수용소에서 삶의 의지를 잃은 사람들이 바로 심장발작을 일으키거나 감염만으로도 쉽게 죽는 것을 보면서, 프랭클 박사는 공포나 절망 같은 마음의 변화가 곧 죽음을 부추긴다는 사실을 깨달았다고 한다.

그러나 극단적인 불행 속에서도 끝까지 살아남은 사람들이 있었다. 바로 '삶의 의미를 찾는 사람들'이라고 한다. 개중에는 처참한 환경에서도 유리조각을 주워 날마다 수염을 깎는 이가 있었고, 마실 물 한줌을 옷에 적셔 얼굴과 몸을 닦는 이도 있었다. 인간임을, 그리고 생존의 희망을 포기하지 않은 이들이었다.

프랭클 박사의 취미는 암벽 등반이었는데, 박사는 그곳에서도 동호회를 만들어 말로나마 암벽을 타는 대화를 즐겼다고 한다. 결국 그런 이들이 죽음의 순간을 수없이 넘어 끝까지 살아남았다. 극단적인 불행 속에서도 삶의 의미를 찾을 수 있다면, 생명력을 잃지 않고 자신의 의지대로 삶을 이끌 수 있다는 말이다.

노벨의학상을 받은 스트레스 연구의 대가 한스 셀리에 박사 역시 "삶의 고통은 어떻게 보느냐가 문제"라고 한다. 진정 절망적인 상황이 있는 것이 아니라 절망적으로 보는 시각이 삶을 옥죄고 있다는 말이다.

셀리에 박사는 스트레스를 "자극에 대한 반응"이라고 정의한다. 분노와 슬픔, 절망을 일으키는 온갖 스트레스는 '무엇 때문에', '누구 때문에' 비롯되는 것이 아니라 그것에 대한 반응, 즉 어떻게 생각하느냐에 달렸다는 말이다.

똑같은 상황에서도 그 스트레스를 담담하게 받아들이는 사람이 있는가 하면, 화를 내거나 전전긍긍하는 사람도 있다. 문제는 바로 자신이다. 나에게 스트레스를 주는 주체는 바로 나 자신인 것이다. 내가 처한 현실에 절망할 것인가, 아니면 시련이 주는 교훈을 새기며 희망을 찾을 것인가? 선택은 온전히 내게 달렸고, 그 선택에 따라 행불행이 갈릴 것이다.

호오포노포노를 전하는 이하레아카라 휴 렌 박사 또한 문제해결의 주체는 자신이라고 강조한다.

" '저 밖'이란 존재하지 않는다. 당신의 인생에서 무언가를 개선하고자 한다면, 그것이 치유든 경제적 문제든 인간관계든, 바라볼 곳은 오직 한 곳, 바로 당신의 내면이다. 모든 것은 자기 안에 존재한다."

내 삶의 모든 문제는 나로부터 비롯된다. 문제의 해결사는 바로 '나'이고, 해결의 열쇠는 바로 내 '마음'이다. 내가 변할 때 비로소 건강과 성공, 행복의 문을 열 수 있다는 말이다. 질병을 치유하는 길도, 간절한 꿈을 이루는 길도, 진정한 행복을 찾는 길도 결국은 하나로 맞닿아 있을 것이다.

당신의 삶을 송두리째 흔들고 있는 그 고약한 질병은 말한다. 자신의 삶을 돌아보라고. 삶의 진정한 주인이 되어 세상과 화해하고 행복을 선택하라고. 질병이 주는 고통에서 그런 사실을 자각할 수 있다면, 우리 삶은 눈부시게 도약할 것이다. 병을 온전히 치유하는 것은 더불어 삶을 치유하는 것이다. 나아가 나 자신을 새로 태어나게 하는 길이다. 내가 간절히 꿈꾸어온 모습의 나로.

감사의 글

어머니를 간병하면서 제가 얻은 또 하나의 선물은 삶을 감사의 눈으로 보게 되었다는 것입니다. '살아 있는 것'만으로도 감사해야 한다는 사실을 깨달은 후로는 평범한 일상마저 그저 고맙게 와 닿습니다. 건강해서 고맙고, 무탈해서 고맙고, 눈부신 햇살이 고맙고, 시원한 빗줄기도 고맙고….

이 책을 내기까지 도움을 주신 분들에게도 더없이 감사한 마음입니다. 이 책은 서구의 많은 학자들의 지식과 정보를 거름으로 태어났습니다. 대개 외국의 저명한 의학자, 뇌과학자, 심리학자, 물리학자들이지요. 그분들에게 감사드립니다. 과학의 눈으로 마음의 가치를 해부하고, 상상의 치유 작용을 규명해낸 그들의 업적에 머리가 숙여집니다.

특히 상상치유를 대중화하는 데 공헌한 미국의 종양학자 칼 사이먼튼 박사를 비롯해 디팩 초프라, 버니 시겔, 딘 오니시, 조안 보리센코 등 많은 의학자들의 귀한 저서들이 큰 도움이 되었습니다. 그들이 펴낸 다양한 심신의학서들이 출간되어 있으므로, 환자라면 긍정적인 정보를 입력한다는 생각으로 읽어보시길 권합니다. 그들은 모두 제게 마음의 의학적 가치를 일깨워준 스승들이지요.

제게 크나큰 삶의 에너지를 주고 있는 마음공부 전문 인터넷방송 '유나'에도 감사의 마음을 전합니다. 제가 유나 방송을 알게 된 것은 2007년도 말의 일입니다. 마음의 무한한 힘을 알게 된 후 관련된 공부를 하면서, 이 책을 쓰려고 하고 있을 때였지요. 그때 우연히 라디오 채널을 돌리다가 어느 평온한 목소리에 사로잡혀 그 방송을 듣게 되었습니다. 라디오 방송임에도 잠깐 동안의 명상 시간이 있었고, 이어 마음을 다스리는 지혜와 역경을 이겨낸 청취자의 사연이 소개되기도 했습니다. 들으면서 저도 모르게 눈물이 났었지요.

참으로 좋은 방송이라고 느낀 저는 어떤 프로그램인지 알아보기 위해 바로 인터넷에서 검색을 했습니다. 그리고 단박에 제 마음속으로 들어온 그 프로그램이 불교방송의 〈마음으로 듣는 음악〉이고, 명상과 마음공부 전문가이신 정목 스님이 진행하신다는 것을 알게 되었습니다. 달리 종교가 없어 종교 방송에 관심을 가진 적이 없는 제가 또 한 분의 훌륭한 스승을 그렇게 우연히 만난 셈이지요. 그날 이후 저는 정목 스님 방송의 애청자가 되었고, 스님 방송을 더 듣기 위해 유나 방송까지 갔습니다.

유나에는 마음을 다스리는 데 도움이 되는 유익한 프로그램이 많습니다. 마음의 평화를 찾는 것이 가장 좋은 치료법이라고 여기는 제게는 '치유의 보고'로만 보였지요. 그래서 주위의 난치병 환우들에게도 유나 방송을 들으라고 권하기도 했습니다. 그 환우들 역시 내면의 힘을 키우는 데 큰 도움이 되었다고 합니다.

현재 아프신 환우라면, 유나에서 정목 스님의 〈마음을 펴는 요가〉를 1회부터 들어보시길 권합니다. 마음에 긍정적인 울림을 불어넣을 수 있고, 스님의 지도에 따라 간단한 명상법을 쉽게 배울 수도 있습니다. 명상 역시 마음을 다스리는 좋은 방법이므로 치유 에너지를 키우는 데 큰 도움이 될 것입니다.

정신과 의사이신 채인영 선생님의 〈내면으로 가는 여행, 최면〉도 들어보시길 권합니다. 자기 최면법을 쉽게 배우실 수 있는 프로그램이지요. 긍정적인 이미지를 심는 최면 역시 상상치유와 치료 메커니즘이 거의 같습니다. 이 외에도 치유와 마음수련을 위한 다양한 프로그램들이 있으므로, 방송을 편안히 들으면서 치유력을 키워보시길 바랍니다.

건강 전문작가로 책을 계속 쓰면서

제가 처음 건강서를 집필하기 시작했을 때 선배들은 그런 저를 만류했습니다.

"의사가 쓴 건강서도 아닌데 누가 볼까? 게다가 환자를 대상으로 한 건강서는 제일 안 읽히는 분야야. 아픈 사람들이 무슨 경황이 있어 책을 보겠니. 아마 계속 책 내기도 힘들 걸. 그렇지 않아도 가난한 작가면서, 굶어죽겠다는 거 아니면 그냥 하던 대로 여행서나 만들어. 아니면 책을 많이 읽는 독자층을 겨냥한 책을 만들든지."

건강서 집필에 뛰어들었다는 말에 어느 선배 편집인이 충고한 말입니다. 그의 진심어린 충고는 그대로 적중했습니다. 환우들에게 제 책은 제대로 읽히지 않았지요. 선배의 조언대로 굶어죽을 것 같은 생존의 위기보다 저를 더 힘들게 한 것은, '어떤 병도 나을 수 있다'는 구체적인 사실을 절박한 환우들에게 널리 전하고 싶다는 제 꿈이 번번이 좌절되는 것을 지켜보는 일이었지요.

게다가 건강서 집필 작업은 머리가 나쁜 제게 무척이나 힘든 일이었습니다. 원래도 머리가 좋지 않다는 것은 알고 있었지만, 건강과 의학에 관련된 공부를 하면서 제가 무척 이해력과 암기력이 떨어진다는 것을 절감했지요. 전문용어부터 공부해야 할 것이 너무 많았고, 예전에 집필했던 다른 분야의 글들과 비교하면 몇 배의 노력이 들었습니다. 공부하기가 힘들어서 가끔은 건강서 집필을 접어야겠다는 생각도 했었지요.

그럴 때면 어김없이 제 책을 읽은 어느 난치병 환우에게서 연락이 옵니다. 평생을 병마의 고통 속에 있다고, 먹는 약을 점점 늘리다보니 매일 한주먹씩 먹는데도 병은 더 심해진다고, 온갖 치료를 받느라 병원비로 집까지 날렸다고, 그 어디에도 희망이 없다고…. 절망을 쏟아내는 환우들의 연락을 받을 때면, 그들과 같은 아픔을 안고 살았던 저의 지난 세월이 떠오릅니다. 그리고 다시 마음을 고쳐먹게 되지요.

'그래! 어머니와 내가 이루어낸 치유는, 아니 세상의 수많은 난치병 환우들이 이루어낸 치유는 누구나 다 할 수 있는 일이라는 사실을 반드시 전해야 해. 자기 안에 무한한 치유력이 있고, 마음이 바로 치유의 핵심

키워드라는 의학적 사실을 꼭 널리 알려야지.'

참으로 원대한 꿈이지요? 이런 저의 꿈을 지지하고 응원해주신 한언 출판사 김철종 대표님께 감사드립니다. 귀한 추천글을 써주신 전문가들께도 감사의 마음을 전합니다.

혹시 지금, 손가락 하나도 까딱할 수 없을 만큼 중병에 걸리셨나요? 그래도 결코 절망할 필요가 없습니다. 이 책을 처음부터 여기까지 읽으셨다면, 왜 그런지 명쾌하게 아시겠지요. 온몸이 다 망가졌어도 생각할 수 있는 힘만 있다면, 그 생각의 힘으로 완치될 수 있습니다. 건강하고 행복한 모습을 열심히 상상하면, 그 상상의 생리 작용으로 유전자와 세포, 기관, 면역계, 아니 몸 전체를 건강하게 바꿀 수 있습니다.

완전히 건강을 되찾은 모습을 즐겁게 떠올리고, 완치된 후 다른 환우들에게 희망을 전하는 자신의 모습을 신나게 상상해보세요. "나처럼 누구나 다 나을 수 있다"며 격려와 사랑의 말을 전하는 당신의 모습을.

그리고 상상치유로 건강을 되찾은 후, 당신의 그 멋진 치유담을 제게도 들려주세요. 이 책에 소개된 기적들이 소소하게 느껴질 만큼 진정 위대한 치유 이야기를 말입니다.

칼 사이먼튼 지음, 《마음의 의학과 암의 심리 치료》, 박희준 옮김, 정신세계사, 1988.

칼 사이먼튼 외 지음, 《칼 사이먼튼의 마음의술》, 이영래 옮김, 살림출판사, 2009.

진 악터버그 지음, 《상상과 치유》, 신세민 옮김, 상담과치유, 2005.

이안 로버트슨 지음, 《상상하라 그대로 이루어진다》, 유혜경 옮김, 베텔스만, 2004.

최범식 지음, 《심상치료의 이론과 실제》, 시그마프레스, 2009.

그렉 브레이든 지음, 《디바인 매트릭스》, 김시현 옮김, 굿모닝미디어, 2008.

디팩 초프라 지음, 《마음의 기적》, 도솔 옮김, 황금부엉이, 2005.

조안 보리센코 외 지음, 《마음이 지닌 치유의 힘》, 장현갑 외 옮김, 학지사, 2005.

기 코르노 지음, 《마음의 치유》, 강현주 옮김, 북폴리오, 2006.

이영돈 지음, 《마음》, 예담, 2006.

카렌 샤노어 지음, 《마음을 과학한다》, 변경옥 옮김, 나무심는사람, 2004.

하버트 벤슨 지음, 《마음으로 몸을 다스려라》, 정경호 옮김, 동도원, 2006.

빌라야누르 라마찬드란 외 지음, 《두뇌 실험실》, 신상규 옮김, 바다출판사, 2007.

노먼 도이지 지음, 《기적을 부르는 뇌》, 김미선 옮김, 지호, 2008.

가나자와 이치로 외 지음, 《뇌와 마음의 구조》, 강금희 옮김, 뉴턴코리아, 2007.

이케가야 유지 지음, 《교양으로 읽는 뇌과학》, 이규원 옮김, 은행나무, 2005.

하루야마 시게오 지음, 《뇌내혁명》, 심정인 외 옮김, 사람과책, 1999.

히사쓰네 다쓰히로 지음, 《해피 브레인》, 정광태 옮김, 함께북스, 2008.

캔더스 퍼트 지음, 《감정의 분자》, 김미선 옮김, 시스테마, 2009.

에밀 쿠에 지음, 《자기암시》, 윤지영 옮김, 연암사, 2009.

로버트 로젠탈 외 지음, 《피그말리온 효과》, 심재관 옮김, 이끌리오, 2003.

마틴 셀리그만 지음, 《긍정심리학》, 김인자 옮김, 물푸레, 2006.

빅터 프랭클 지음, 《빅터 프랭클의 심리의 발견》, 강윤영 옮김, 청아출판사, 2008.

딘 오니시 지음, 《약 안 쓰고 수술 않고 심장병 고치는 법》, 장현갑 옮김, 석필, 2000.

딘 오니시 지음, 《관계의 연금술》, 정현성 옮김, 북하우스, 2004.

버니 시겔 지음, 《사랑은 의사》, 박희준 옮김, 고려원, 1990.

김종성 지음, 《암, 마음을 풀어야 낫지》, 전나무숲, 2008.

가와다케 후미오 지음, 《암이 내게 행복을 주었다》, 최승희 옮김, 정신세계사, 2004.

와다 스미오 감수, 《양자론》, 허만중 옮김, 뉴턴코리아, 2008.

케네스 W. 포드 지음, 《양자세계 여행자를 위한 안내서》, 김명남 옮김, 바다출판사, 2008.

문홍주 지음, 《양자, 확률의 도깨비》, 동아사이언스, 2002.

글렌 라인 지음, 《양자생물학》, 조인선 외 옮김, 미내사클럽, 2003.

강길전 지음, 《양자의학》, 월간환경농업, 2007.

안톤 차일링거 지음, 《아인슈타인의 베일》, 전대호 옮김, 승산, 2007.

네빌 고다드 지음, 《네빌 고다드 5일간의 강의》, 이상민 옮김, 서른세개의 계단, 2008.

네빌 고다드 지음, 《네빌 고다드의 부활》, 이상민 옮김, 서른세개의 계단, 2009.

이하레아카라 휴 렌 외 지음, 《호오포노포노의 지혜》, 이은정 옮김, 눈과마음, 2009.

조 바이텔 외 지음, 《호오포노포노의 비밀》, 황소연 옮김, 눈과마음, 2008.

노먼 커즌스 지음, 《웃음의 치유력》, 양억관 외 옮김, 스마트비즈니스, 2007.

제롬 그루프먼 지음, 《희망의 힘》, 이문희 옮김, 넥서스, 2005.

닥 췰드리 외 지음, 《스트레스 솔루션》, 하영목 옮김, 들녘미디어, 2004.

바바라 호버맨 레바인 지음, 《긍정의 말이 몸을 살린다》, 박윤정 옮김, 샨티, 2007.

엘리자베스 퀴블러 로스 외 지음, 《인생 수업》, 류시화 옮김, 이레, 2006.

데보라 노빌 지음, 《감사의 힘》, 김용남 옮김, 위즈덤하우스, 2008.

레드포드 윌리엄스 외 지음, 《분노가 죽인다》, 고경봉 외 옮김, 한언, 1996.

로버트 D. 엔라이트 지음, 《용서치유》, 채규만 옮김, 학지사, 2004.

프레드 러스킨 지음, 《용서》, 장현숙 옮김, 중앙M&B, 2003.

래리 도시 지음, 《치료하는 기도》, 차혜경 외 옮김, 바람, 2008.

아보 도오루 지음, 《면역혁명》, 이정환 옮김, 부광출판사, 2003.

앤드류 와일 지음, 《자연치유》, 김옥분 옮김, 정신세계사, 1996.

존 카밧진 지음, 《마음챙김 명상과 자기치유》, 장현갑 옮김, 학지사, 2005.

김진묵 지음, 《명상》, 김영사, 2004.

창조지성학회 편저, 《초월명상법 TM의 기적》, 고려원, 1986.

설기문 지음, 《에릭슨 최면과 심리 치료》, 학지사, 2009.

정동하 지음, 《신비한 최면 이야기》, 평단문화사, 2007.

로버트 루트번스타인 지음, 《생각의 탄생》, 박종성 옮김, 에코의서재, 2007.

이지성 지음, 《꿈꾸는 다락방》, 국일미디어, 2007.

에모토 마사루 지음, 《물은 답을 알고 있다》, 홍성민 옮김, 더난출판사, 2008.

헨리에트 앤 클라우저 지음, 《종이 위의 기적, 쓰면 이루어진다》, 안기순 옮김, 한언, 2004.

랜스 암스트롱 지음, 《1%의 희망》, 김은영 옮김, 현대문화센타, 2004.

이송미 지음, 《백만 번째 기적》, 21세기북스, 2009.

〈화살 하나로 올림픽과 암세포 모두 명중시킨 명장〉, 매일경제, 2009. 12. 9.

〈피아노로 유방암 이겼어요〉, 매일경제, 2010. 1. 11.

〈암은 나에게 은총입니다〉 매일경제 2010. 3. 30